Dr.白澤の驚異の若返りタマゴ

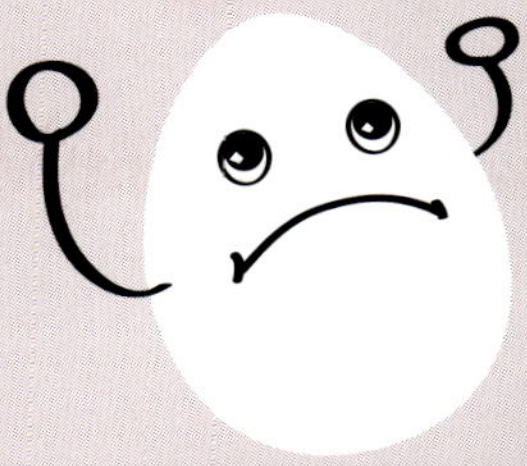

寝たきり長寿から
健康長寿へ

医学博士
白澤卓二

青萠堂

はじめに

世界一の長寿国と呼ばれて久しい日本。日本人の平均寿命は男性八〇・七九歳で女性は八七・〇五歳（二〇一五年）で、「人生八〇年」を超えています。

しかし、その一方で「寝たきり長寿の増加」という問題が生じています。日本人は健康寿命が平均寿命に比べてぐっと低く、データ状では男性は約九年、女性は約十三年の寝たきり、もしくは介護が必要になる期間があります。

寝たきりでの長生きは喜ばしいことではありません。それを避けるためにはどうすればいいのか。現代の日本人の食生活を考えるとタンパク質とオメガ3の不足が大きなリスクを招くことが、さまざまな研究から明らかになっています。

タンパク質が不足すると筋肉量が減少します。筋肉量が減ると運動機能が低下しますから、転倒しやすくなります。高齢者の転倒は寝たきりの大きな要因となる骨折につながるのでタンパク質不足は大きなリスクになります。

そして、もうひとつの注目すべき栄養素がオメガ3です。認知症予防、健康長寿のために不可欠で、しかも日本人にもっとも不足しています。これまでは魚からオメガ3を摂取することが認知症予防に重要と考えてきましたが、海が水銀や放射能で汚染されている現状を考えると、海産物だけからオメガ3を摂取するリスクが心配されます。

そこで、私が着目したのがタマゴでした。つい最近まで、コレステロールのこともあって食べすぎが心配されていたタマゴですが、コレステロールが認知機能の維持や脳卒中の予防に大切な栄養素であることが明らかになり、摂取量の上限が撤廃され、むしろ積極的に摂取すべき食品に分類されるようになったのです。二〇一五年以降、タマゴに対する栄養学的評価が大きく変化しました。

オメガ3をタマゴや牛肉から摂取するという海外の事例が報告されるようになり、私は日本でもオメガ3を強化したタマゴや牛肉ができるのではないかと考えチャレンジを続けています。〝驚異のタマゴ〟はこのチャレンジのなかで誕生しました。平飼いの鶏のエサにオメガ3を加えたところ、サプリメントや薬と遜色《そんしょく》ないレベルのオメガ3を含有するタマゴをつくりだすことに成功したのです。

オメガ3がうまくいったので、さらにアスタキサンチンという抗酸化物質を加えたところ、ダブルの若返り効果がある健康食品になりました。〝驚異のタマゴ〟は、まさに〝若返りタマゴ〟と呼ぶにふさわしいと自負しています。

認知症や生活習慣病の多くは食事で予防できます。ただし、毎日の食事に予防効果のある栄養成分を取り入れることが大切です。タマゴを毎日二～三個食べれば予防に必要な栄養素を摂取できるでしょう。

本書ではタマゴの魅力と、オメガ3とアスタキサンチン入りの〝驚異のタマゴ〟がどう健康長寿に役立つのかをわかりやすく解説しています。本書が皆様の健康と長寿の一助になることを願ってやみません。

白澤卓二

もくじ

第一章

完全栄養食品と呼ばれるタマゴで健康長寿
毎日食べるものがあなたの脳と体をつくる

第二章

わたしたちがもっとも摂るべきオメガ3系脂肪酸
老化と病気から体を守る驚くべきパワー

第三章

抗酸化物質の代表〝アスタキサンチン〟の老化にいいこと
老化と病気から体を守る驚くべきパワー

第五章
だからスゴイ！　Dr.白澤の〝驚異のタマゴ〟
試してわかった驚くべき違い

第六章 タマゴについての素朴な疑問Q&A
知っているようで知らないタマゴの常識

付録　江戸時代の知恵袋〝卵百珍〟
現代にも通じるタマゴレシピ

カバーデザイン：熊谷博人　本文デザイン：大森由美　編集協力：大政智子

プロローグ

〝驚異のタマゴ〟がなぜ今世紀最高食品なのか

食事で認知症・がん・脳卒中・心臓病etc.を防ぐ！

Q 「認知症」は食べ物で予防できるの？

A 健康のベースは〝毎日の食事〟。
「何を食べるか」で脳も体も変わります！

あなたの体をつくっているのは、あなたが毎日食べている食事です。認知症やがん、脳卒中、心臓病、アレルギー症状、うつなど、現代社会に多い病気のほとんどは食事を改善することで激減します。毎日の食事が「体にいい食べ物」なら健康で病気知らずの体になりますが、「体に悪い食べ物」ばかり食べていると知らず知らずの間に病気を招き、健康長寿にはほど遠い状態になってしまうでしょう。

残念ながら、いまの日本には「悪い食べ物」も出回っています。いえ、むしろ病気を招く「悪い食べ物」が蔓延《まんえん》しています。病気を予防するためには「体にいい食べ物」を選んで食べることがとても大事な時代になってきました。

何を選んで食べるのか。実は、私たちがずっと食べてきたものにそのヒントが隠れていま す。現代の食環境は便利になりすぎて、本来の食をおろそかにしてしまっている、そう感じてなりません。飽食の時代だからこそ、私たち日本人が昔から食べてきた食材を大事にし、原点回帰の食を取り戻す必要があるのです。

Q　どうしてタマゴは今世紀最高の
健康食品なの？

A　タマゴは安心・安全な究極の
完全栄養食品です。
これからはタマゴの時代がやってきます！

タマゴについてもっと知りたい　↓第一章へ！

健康によい食材はいろいろありますがなんと言ってもタマゴです。タマゴは鶏のヒナが孵化《ふか》するために必要な栄養がふんだんに含まれていて、栄養満点であることは間違いありません。栄養バランスのよさは折り紙付きで、ヒトが必要とするほとんどの栄養素を含んでいるため、完全栄養食品と呼ばれるくらいです。

私たち日本人にも古くからなじみのある食材で、江戸時代には一般的に食べられるようになり、タマゴ売りが生タマゴやゆでタマゴを売り歩いていました。滋養強壮に効くとされ、庶民にとっては特別なときに食べる貴重な食材でした。

最近はコレステロールやアレルギーの問題が取りざたされ、「あまり食べないほうがよい」などと言われ、その魅力があまり伝わっていません。

本書では、タマゴの「何がいいのか」「健康長寿にどう役立つのか」、また、完全栄養食品であるタマゴをさらにパワーアップした〝驚異のタマゴ〟は「これまでのタマゴとどこが違うのか」を余すところなく紹介します。

Q 〝驚異のタマゴ〟はこれまでのタマゴと
どこが違うの？

A オメガ3とアスタキサンチンの
驚異のパワーで、健康長寿効果が
さらにパワーアップしました！

オメガ3系脂肪酸についてもっと知りたい　↓第二章へ！
アスタキサンチンについてもっと知りたい　↓第三章へ！

私たちが考えついたのは「オメガ3系脂肪酸」と「アスタキサンチン」を強化したタマゴです。「オメガ3系脂肪酸」とは油の一種で、現代人には不足しがちなため、病気や老化予防のために摂取をすすめられています。アスタキサンチンは強力な抗酸化作用があり、免疫力アップに役立つ微量栄養素です。

近年、食事で摂取する油のバランスが、私たちの健康や老化に大きく関係していることがわかってきました。その注目度はどんどん高まり「油マネジメント」なる言葉がテレビCMで用いられるほどです。簡単に言うと、現代人はオメガ3系脂肪酸が不足していて、それが原因で認知症や脳卒中、心臓病、アレルギー症状、うつ症状などさまざまな病気が増えていると言われています。

そこで、不足しがちな「オメガ3系脂肪酸」を強化し、さらに抗酸化作用や免疫力を高めるアスタキサンチンを加えた〝驚異のタマゴ〟を開発。エサを工夫することで、通常のタマゴと比べて含有量を高めることに成功したのです。

Q　コレステロールが気になりますが、
　　大丈夫ですか？

A　コレステロールタマゴはまったくの誤解。
　　毎日食べてもまったく問題ありません！

詳しくは50～57ページへ

タマゴを毎日食べるようすすめると、よく聞かれるのが「コレステロールは大丈夫ですか?」という疑問です。

まったく心配ありません。食事に影響されるコレステロールは約二割にすぎず、残りの八割は体内で合成されており、健康な人(脂質代謝異常がない人)は、食事のコレステロールを気にしなくてもよいことが明らかになりました。

それを示すように、二〇一五年に厚生労働省が発表した「日本人の食事摂取基準」(栄養素ごとにどれくらい摂取すればいいか基準を定めたもの)では、コレステロールの上限値(それ以上摂取しないほうがいい数値)を撤廃しました。

何より、タマゴに含まれるコレステロールの量は極端に多いわけではありません。タマゴを食べたくらいで、血液中のコレステロールが上昇することはないのです。むしろ、質のよいタマゴを毎日食べたほうが健康になります。なぜなら、コレステロールは私たちの脳と体を元気にする大切な栄養素だからです。

Q　サプリメントで摂《と》ればいいのでは？

A　自然な食べ物で摂るのが理想。
添加物の心配がなく、
消化・吸収されやすいのが魅力です。

近年は日本でも「オメガ3系脂肪酸（EPA・DHA）」のサプリメントが人気ですが、私は自然の食べ物から摂ったほうがいいと考えています。サプリメントに含まれているのは「オメガ3系脂肪酸」だけではありません。製剤にするために添加物が加えられています。添加物はなるべく摂らないほうがいい、そう考えると自然な食べ物で摂るのが理想だと考えるからです。

また、サプリメントで摂取した栄養素と、食べ物に含まれる栄養素は、腸管での消化・吸収が違い、自然な食べ物のほうが効率よく体内で活用されます。これも自然な食べ物をすすめる理由のひとつです。

実際、サプリメントは賛否両論あります。ガン予防に効くビタミンAをサプリメントで摂取して追跡調査したところ、ガン予防効果が確認できず、むしろガンが増えていました。サプリメントもある意味、加工された食品です。やはり自然の食べ物に勝《まさ》るものはない、私はそう思います。

Q　〝驚異のタマゴ〟を食べるとどうなるの？

A　センテナリアンも夢じゃない！
慢性炎症が抑えられて
健康長寿に役立ちます。

〝驚異のタマゴ〟についてもっと知りたい　↓第五章へ！

〝驚異のタマゴ〟で強化している「オメガ3系脂肪酸」には、体内の慢性炎症を抑える作用があります。実は、これが健康長寿に大いに役立ちます。慢性炎症とは体内にボヤ（小火）が起こっているような状態のことです。

体内の慢性炎症のレベルが高いと細胞の老化が進みやすく、認知症や脳卒中、心臓病、ガンなど、病気のリスクが高くなることがわかってきました。

センテナリアンとは一〇〇歳を超える長寿者のこと。最近の研究によると、センテナリアンは体内の炎症レベルが低いというデータがあります。また、慶應大学の研究データでは、炎症レベルが高い人ほど短命で、低い人ほど長寿であるという傾向がみられたそうです。

慢性炎症は食べ物で抑えることができます。その代表が、〝驚異のタマゴ〟に強化されている「オメガ3系脂肪酸」です。〝驚異のタマゴ〟を毎日食べれば、体内の慢性炎症が抑制され、センテナリアンの実現も夢ではなくなるでしょう。

Q　なぜ認知症予防が大切なの？

A　認知症予防は国家レベルでの急務。
〝驚異のタマゴ〟で
脳を若々しく保ちましょう！

〝驚異のタマゴ〟で特に注目されるのが認知症予防効果です。

認知症は加齢とともに増える病気なので、長寿国家となった日本では増加の一途を辿っています。厚生労働省が二〇一五年に発表した推計データでは、一〇年後の認知症患者は現状の一・五倍となる七〇〇万人を超え、認知症の一歩手前の状態（軽度認知症）も含めると約一三〇〇万人に。六五歳以上の五人に一人が認知症患者とその予備軍となるとのこと。患者の増加とともに医療費や介護費は増大する一方で、国家レベルで認知症対策に取り組む必要があります。

国家のためだけではありません。認知症を発症してつらいのは本人ですし、介護する家族の負担も増えます。何より、認知症は発症すると治ることはありません。できるならなりたくない、そう願う人がほとんどでしょう。

認知症予防で大切なのは、発症する前に予防すること。症状が出る一〇～二〇年前からの対策がとても大事なのです。認知症の患者数がぐっと増えるのは七〇～

八〇代ですから、五〇~六〇代からの予防が大切なことがわかります。

そして、認知症予防でもっとも大切なこと。それは食事です。実は、認知症は食事で予防することができます。

〝驚異のタマゴ〟に含まれている「オメガ3系脂肪酸」は「脳の老化予防」「脳の活性化」という、ダブルの効果で認知症予防に役立ちます。そのうえ、アスタキサンチンの抗酸化作用が加われば、認知症予防がかなり期待できます。

健康長寿に役立つ〝驚異のタマゴ〟。ここで紹介したことは、その魅力のほんの一部です。本書では「なぜいまタマゴなのか」「健康長寿をもたらす食事とは」「ふつうのタマゴとどこが違うのか」などを詳しくお話しします。

巻末にはおいしい卵料理をつくるヒントになる「タマゴの消費期限や保存方法」などタマゴについてのQ&A、江戸時代からあった「タマゴレシピ」も紹介しています。ぜひ、参考にしてください。

第一章

完全栄養食品と呼ばれるタマゴで健康長寿

毎日食べるものがあなたの脳と体をつくる

タマゴがどうして健康長寿にいいの？

①江戸時代から庶民の滋養強壮食品として人気
②ほとんどの必須栄養素を含んでいる
③質のよいタンパク質が豊富
④ガンや認知症予防に役立つコリン
⑤認知症予防に役立つビタミンD
⑥免疫力を高めるリゾチーム
⑦コレステロール問題は解決済み
⑧認知症予防には一日一個以上のタマゴ
⑨タマゴをおいしく・賢く食べよう

なぜ、いまタマゴなのか。いくつか理由がありますが、手頃な価格で手に入り、毎日食べても飽きない健康長寿に役立つ食材を思い浮かべたときに、タマゴが真っ先に浮かんだからです。朝食や弁当の定番メニューには、目玉焼き、卵焼き（だし巻き卵）、ゆで卵など、タマゴメニューがたくさんあります。ほとんどの人が一日一個は食べているのではないでしょうか。

また、タマゴは物価の優等生と呼ばれるくらい、昭和の頃から値段が変わらず、安定供給されています。世界でも古くから常食していて、日本では江戸時代から庶民も口にしていたくらい、なじみのある食材であることも魅力です。

もちろん、健康効果も見逃せません。脳の若返りに役立ちますし、免疫力も高めてくれます。何より、健康長寿には欠かせない質のよいタンパク質を豊富に含んでいます。ひとつの食材でこんなに健康効果があるのは驚くべきことです。本章は魅力いっぱいのタマゴについて最新情報を交えながらご紹介します。

タマゴがどうして
健康長寿にいいの？

①江戸時代から庶民の滋養強壮食品として人気

日本人が食べ慣れた、
栄養バランスのよい理想的な健康食品です。

昭和の話になりますが、「巨人」「大鵬《たいほう》」「タマゴ焼き」という言葉が流行しました。大衆に人気のあるものの代名詞として、当時、連戦連勝を誇っていたプロ野球の巨人軍、横綱の大鵬と並び称されるくらいだったのです。

タマゴほど世界中で食べられている食べ物はないのではないでしょうか。

エジプトの古文書には、紀元前一五〇〇年頃に鶏が毎日産卵していたという記述がありますし、約二五〇〇年前のローマ時代にはタマゴを常食していただけでなく、産卵数を増やすために品種改良が始まっていたそうです。

日本にタマゴが伝わったのは約二五〇〇年前と言われています。神話の時代、古事記に天照大神《あまてらすおおみかみ》が天《あま》の磐戸《いわと》に隠れた際に、どうにか扉を開けてもらおうと神様が鶏を集めて鳴かせたという記述がありますし、六～七世紀頃には鳥飼部《とりかいべ》という鶏の飼育を職業とする役職が存在しています。

貴重なタンパク源として、日本でも古くから鶏を食用としてました。

ところが、六五七年に天武天皇が「牛・馬・犬・猿・鶏を食べてはならない。これを犯す者があれば罰する」という詔《みことのり》を出し、その後もちょくちょく家畜の殺生が禁止されたためか、肉食の風習は徐々に減っていきました。鶏に関しては、その後も食膳やクスリとして利用されていたようですが……。

一般的な庶民がタマゴを口にするようになったのは、江戸時代に入ってからです。とはいえ、江戸初期は飼っている鶏が産んだタマゴを食べる程度でした。当時の鶏がタマゴを産むのは一週間に一個程度。しかも、タマゴを温めている間は産卵しないので、毎日産んでいたわけではありません。手に入ったときに食べるという感覚だったようです。

当時のタマゴは貴重品で、「精のつく食べ物」として珍重されており、病気見舞いや特別なときの食べ物として人気が高かったようです。

江戸後期になると採卵を目的とした養鶏が始まっています。特に、江戸っ子はタマゴを好んで食べていたようで、卵かけごはんで食べたり、ゆで卵にして食べたりしていました。タマゴを売り歩く行商人もいましたし、八百屋の一角などで売られている様子が浮世絵に描かれています。

とはいえ、庶民にとっては高級品でした。うどんやかけそばが一六文の頃に、タマゴ一個が二〇文（江戸末期の百科事典『森貞謾稿』より）ですから、いまのタマゴと比べてかなり高価なことがわかります。

にもかかわらず、タマゴは人気で「ふわふわ卵」「利休卵」「あわ雪卵」「煮貫き卵」など、さまざまな調理法で楽しんでいたようです。一七八五年（天明五年）には一〇三種類にも及ぶタマゴのレシピ「卵百珍」を紹介した『万宝料理秘密箱』なる料理本が出版されているくらいですから、江戸のタマゴ人気が窺《うかが》えます。巻末（169〜175ページ）に「卵百珍」のレシピを一部紹介しています。江戸っ子がタマゴをどう食べていたのか、ぜひ読んでみてください。

タマゴがどうして
健康長寿にいいの？

②ほとんどの
必須栄養素を含んでいる

肉や魚と比べても
バランスのよさは群を抜いています！

食べ物にはさまざまな栄養素が含まれています。そして、その栄養素が私たちの生命活動を支えるエネルギー源になり、体や臓器を構成する細胞の原料となります。もちろん、脳を働かせる神経伝達物質も食事から摂取する栄養素を元につくられています。

栄養素のなかには体内で合成できないものもあり、私たちは、食事でそれらを摂取しないと生きていけません。生きていくためには、毎日の食事で生命維持に不可欠な栄養素を摂る必要があるのです。

食べ物に含まれている栄養素には、エネルギー源となる「炭水化物（糖質）」と「脂質」、「タンパク質」という三大栄養素のほかに、エネルギー代謝や免疫システム、抗酸化などに働く「ビタミン」「ミネラル」があります。この五大栄養素と「食物繊維」が、私たちが食事で摂取する必要がある必須栄養素です。このほかにも私たちの食事にはさまざまな微量栄養素が含まれています。

「炭水化物（糖質）」と「脂質」については、「糖質制限」が人気のいま、どちらがいいのか意見が分かれます。私はどちらも必要で、適度にバランスよくとることが大切だと考えています。過度に糖質を摂ることも、油を過剰に摂ることも、体にとってはいい状態とは言えません。何事もバランスが大切です。

さて、私たちが必要とする栄養素は、食品によって含有量にばらつきがあります。例えば、肉類はタンパク質や脂質は豊富ですが、ほとんど含まれていないミネラルやビタミンもあります。魚介類も同様です。野菜はある種のビタミンや食物繊維は豊富ですが、脂質やタンパク質などが不足しています。

これに対し、タマゴはビタミンC、食物繊維、クロム以外の必須栄養素をバランスよく含んでいます。ほかの食品でほとんど含まれていないヨウ素やセレン、モリブデンなどもしっかり入っていますから、バランスのよさが抜群です。

現代人が不足しがちな栄養素が多く含まれているのも魅力で、鉄分はブロッコリーの二倍近く、カルシウムは牛乳の一・五倍、ビタミンDは牛肉の〇に対し一・八gも入っていますし、妊婦に欠かせない葉酸《ようさん》は一〇倍以上です。

ほかにも、卵黄には抗酸化作用の強いルテイン、ビタミンE、βカロテン、免疫力アップに役立つビタミンDが豊富ですし、卵白に含まれているリゾチームという成分は免疫力を高める作用があります。

栄養素は、体内でそれぞれ作用し合いながら働いているので、どれかひとつをたくさん摂るよりも、たくさんの栄養素を必要な量だけ摂ったほうが効率よく利用できます。その意味でもタマゴは理想的な食材です。

タマゴはヒナが成長するためにたくさんの栄養素を必要としています。だからこそ豊富な栄養素を備えているのでしょう。タマゴが完全栄養食品と呼ばれるのは、この栄養バランスのよさからと言っても過言ではありません。

タマゴの栄養バランスは抜群！
鶏卵・肉・魚・野菜に含まれる栄養素の一覧表

	栄養素	鶏卵	牛肉（バラ肉：乳用肥育）	真アジ	ブロッコリー
三大栄養素	タンパク質（g）	**12.3**	12.5	20.7	4.3
	脂質（g）	**10.3**	42.6	3.5	0.5
	炭水化物（g）	**0.3**	0.2	0.1	5.2
ビタミン	ビタミンA（μg）	**167**	13	10	877
	ビタミンD（μg）	**1.8**	0	2.0	0
	ビタミンE（mg）	**1.6**	0.6	0.4	2.9
	ビタミンK（μg）	**13**	14	0	160
	ビタミンB_1（mg）	**0.06**	0.06	0.10	0.14
	ビタミンB_2（mg）	**0.43**	0.12	0.20	0.20
	ナイアシン（mg）	**0.1**	3.1	5.4	0.8
	ビタミンB_6（mg）	**0.08**	0.17	0.40	0.27
	ビタミンB_{12}（μg）	**0.9**	1.8	0.7	0
	葉酸（μg）	**43**	3	12	210
	パントテン酸（mg）	**1.45**	0.79	0.70	1.12
	ビオチン（μg）	**25.4**	−	3.4	9.3
	ビタミンC（mg）	**0**	1	Tr	120

	栄養素	鶏卵	牛肉 (バラ肉：乳用肥育)	真アジ	ブロッコリー
	コレステロール(mg)	**420**	80	77	0
	食物繊維(g)	**0**	0	0	4.4
ミネラル	食塩(g)	**0.4**	0.1	0.3	0.1
	カリウム(mg)	**130**	190	370	360
	カルシウム(mg)	**51**	3	27	38
	マグネシウム(mg)	**11**	11	34	26
	リン(mg)	**180**	100	230	89
	鉄(mg)	**1.8**	1.5	0.7	1.0
	亜鉛(mg)	**1.3**	3.0	0.7	0.7
	銅(mg)	**0.08**	0.05	0.08	0.08
	マンガン(mg)	**0.02**	0	0.01	0.22
	ヨウ素(μg)	**17**	-	20	0
	セレン(μg)	**32**	-	47	2
	クロム(μg)	**0**	-	1	Tr
	モリブデン(μg)	**5**	-	0	12

＊日本食品標準成分表 2015 年版（文部科学省）を元に作成
＊すべて生 100g 中に含まれる分量。＊表中の「-」は未測定、「Tr」は微量に含まれているという意味。

タマゴがどうして
健康長寿にいいの？

③質のよい
タンパク質が豊富

高齢者は特に
質のよいタンパク質を摂ったほうがいい！

タマゴのいいところは、質のよいタンパク質を含んでいることです。

タンパク質は私たちの体をつくる大切な栄養素です。体をつくると聞くと、子どもや若者に必要で高齢者はそれほどとらなくてもいいイメージがあるようですが、東京都健康長寿医療センター研究所の研究によると、タンパク質が不足していると認知機能が低下したり、早死にしたりする傾向があることがわかりました。血液中のタンパク質（アルブミン値）が低いと、認知機能が低下するリスクが二・〇六倍という結果になっています（43ページ上図参照）。

肝臓で合成されるアルブミンは、血液中にもっとも多く含まれているタンパク質で、血液の浸透圧の維持や物質の運搬といった役割があります。数値は栄養状態に左右され、タンパク質が不足していると低値になります。

健康長寿と言われる日本の高齢者ですが、タンパク質が不足しがちな粗食のせいで低栄養状態に陥っていることがわかりました。いま肉食がしきりにすすめられるのも、こうした事実がわかってきたからでしょう。

タンパク質については摂りすぎによる弊害を心配する声もありますが、肝機能や腎機能が正常であれば、その心配はありません。むしろ、タンパク質をしっかり摂るほうが筋肉の減少を抑制できるという報告もあります。

米国陸軍省・環境医学研究所の研究グループによると、タンパク質の摂取量とダイエットによる筋肉の減少量の関係を調べたところ、一般的な推奨量（体重kg×〇・八）のタンパク質を摂っていたグループよりも、二倍量、三倍量摂っていたグループのほうが、明らかに筋肉の減少量が少なかったのです（次ページ下図参照）。減量効果は若干小さかったですが、筋肉の減少を抑え、健康的にやせられたと考えることができます。

こうした研究報告から、タンパク質の重要性が注目されています。タマゴは質のよいタンパク質の宝庫。それもあって毎日食べるようすすめられています。

アルブミン値と認知機能低下リスク

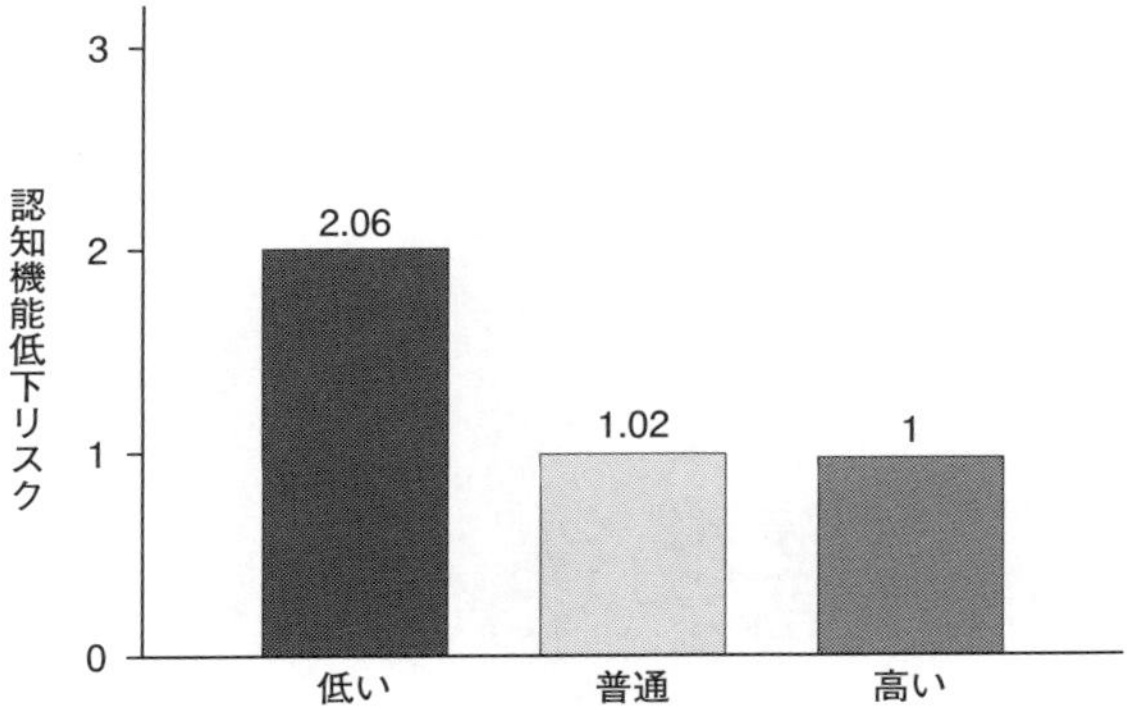

出典：東京都健康長寿医療センター研究所ニュース No.266

タンパク質の摂取量と筋肉量減少の関係

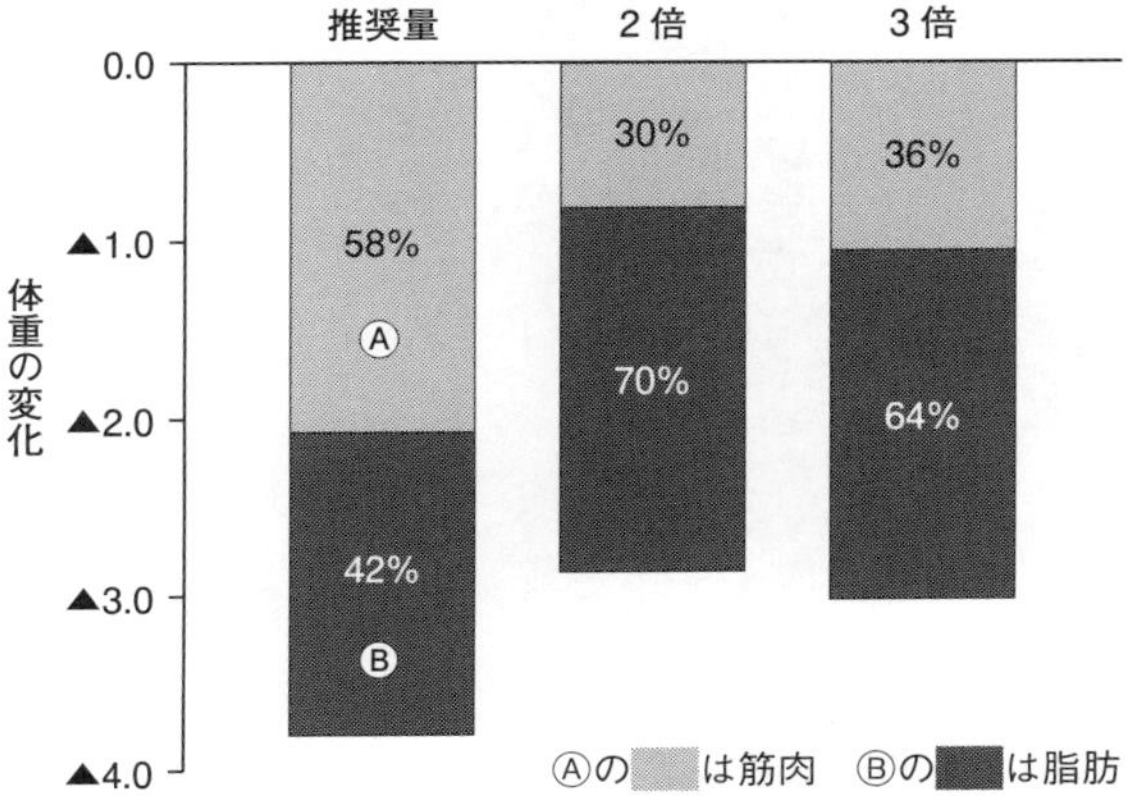

出　典：FASEB journal:official publication of the Federation of American Societies for Experimental Biology 27,3837-3347（2013）

タマゴがどうして
健康長寿にいいの？

④ガンや認知症予防に役立つコリン

脳の働きを活性化して認知症の予防に
役立つコリンを含んでいます。

コリンはビタミンB群の仲間で、ビタミン様物質です。体内で合成されていますが、食べ物にも含まれています。

肝臓の働きを助けて脂肪の燃焼を促したり、アルコールの分解をスムーズにしたりする働きがあります。そのうえ、神経伝達物質のひとつ、アセチルコリンとなって副交感神経や交感神経、運動神経に働きかけます。特に、記憶力や学習能力に関係していて、脳を活性化すると言われています。

二〇一一年にアメリカで行われた調査では、コリンの摂取量が多い人ほど記憶力が優れていたそうです。乳ガンの予防に効くという研究報告もあり、アメリカのノースカロライナ大学が三〇〇〇人以上の女性を調査した研究では、コリンを多く摂っている女性は乳ガンのリスクが二四％低下したそうです。

コリンを含む食品はそれほど多くないのですが、タマゴの黄身にはコリンが含まれています。タマゴを食べれば脳の若返りやガン予防も期待できます。

⑤認知症予防に役立つビタミンD

アルツハイマー型認知症のリスクを低下するビタミンDも豊富です。

タマゴにはビタミンDも豊富に含まれています。あまり知られていないのですが、ビタミンDが不足するとアルツハイマー型認知症のリスクが跳ね上がります。そして、日本人はビタミンDの血中濃度が欧米に比べてとても低いのです。

私は、患者さんの診察をするときに必ず血液中のビタミンD濃度を調べます。ほとんどの人の数値が低いので、その場合はサプリメントを処方しています。本来は食事で摂るのが理想ですが、難しい場合はやはりサプリメントになります。

不足するリスクが明らかですし、患者さんにとってはもっともてっとり早いからです。私の持っているデータでは、ビタミンDの血中濃度二〇の状態の患者さんがサプリメントを一錠飲むと、六〇くらいまで上昇します。これくらい数値が上昇するとアルツハイマー型認知症のリスクが半分以下になります。

ただ、できれば食事で摂ったほうがいいのです。ビタミンDは日光浴をすると体内で増えるので、タマゴを食べて日光浴をしてはいかがでしょう。

タマゴがどうして
健康長寿にいいの？

⑥免疫力を高める リゾチーム

卵白に含まれるリゾチームには
免疫力を高める作用があります。

卵白にはリゾチームが含まれています。リゾチームは酵素の一種で、細菌の細胞壁を溶かして殺し、細菌から体を守り、免疫力を高める作用があります。

卵白にリゾチームが含まれているのは、タマゴを微生物などの感染から守るためという説があります。母乳にも含まれていることを考えると、ヒナや赤ちゃんを守るための感染予防策とみていいかもしれません。

リゾチームは、ペニシリンを発見したことでノーベル賞を受賞したアレクサンダー・フレミングが、一九二二年に発見しました。細菌を攻撃することから、卵白から抽出したリゾチームを用いた薬が開発・発売されていましたが、二〇一六年三月に一部の薬は「有用性が確認できない」と自主回収となりました。

薬はなくなりましたが、リゾチームに細菌から体を守る働きがあるのは間違いありません。せっかく卵白に含まれているのですから、タマゴを食べて摂りましょう。リゾチームは加熱処理しても変性しません。

タマゴがどうして健康長寿にいいの？

⑦コレステロール問題は解決済み

コレステロールは少なすぎるほうが弊害があります。

タマゴを食べましょうと言うと必ずついて回る、コレステロールに対する心配の声。これは、まったく問題ないことが明確になっています。

そもそも、コレステロールを控えることが大きな間違いだったのです。コレステロールは脳に欠かせない大切な栄養素であるにもかかわらず、つい最近まで、摂りすぎばかりが心配されてしまっていたのですから、おかしな話です。

実は、コレステロールの約八割は体内で合成されています。食事に影響されるのは、残りの約二割ですからそれほど大きくありません。

問題はコレステロール値が高いことではなく、脂質の摂取バランスの悪さによって体内の慢性炎症がすすみ、動脈硬化が進行していることです。それなのに、コレステロールの摂取量だけが問題視されて、問題がすり替えられています。私たちは、そろそろその事実を見抜くべきなのです。

二〇一五年にはアメリカの食生活ガイドライン諮問《しもん》委員会が「コレステロールの

摂取は健康に影響しない」という見解を示しました。それに追随して、日本の厚生労働省もコレステロールの一日の摂取量の上限を撤廃しています。食事によるコレステロールの過剰摂取の心配はない、ということです。

脳の重量の約二〇%はコレステロールです。脳の機能を維持するためには、質のよい動物性脂肪（肉・卵・バター・チーズなど）から、コレステロールを積極的に摂る必要があります。コレステロール値が低いと脳の働きが悪くなり、認知症のリスクが高まるという報告もあるので、これは疑いようのない事実です。

コレステロールを控える食事が病気を招くことは、アメリカのここ最近の糖尿病の急増からよくわかります。

もともと、アメリカの都市部に住んでいる人は、肉やタマゴ、バターなどをたくさん食べていました。二〇世紀の中頃になって心臓病で死亡する人が増えてきたとき、アメリカ政府は「コレステロールは体に悪い」と啓蒙し「バターやラード、タマゴ、牛肉」の代わりに「マーガリン、コーン油、チキン、シリアル」を食べるようすすめたのです。

マスメディアはこぞって「肉やバターなどの飽和脂肪酸は体に悪い、植物油が健康によい」とアピールしました。その結果、ファストフードや加工食品などに植物油（オメガ6系脂肪酸／110ページ参照）が使われるようになります。

さらに、アメリカ糖尿病学会は「脂質の摂取量を減らし、摂取カロリーの六〇～七〇％を炭水化物から摂取すべき」と勧告し、低脂肪食をすすめました。

その結果、一九九五年頃から糖尿病が激増し、二〇一〇年には一九八〇年代の倍以上、三倍近くにもなりました。皮肉なことにアメリカでは、政府主導で国民の食事を変えた結果、糖尿病患者が激増したのです。糖尿病を発症していると認知症のリスクも上昇します。コレステロールを控える食事は、実は認知症の増加を招く危険な食事です。古く間違った情報に惑わされないようにしましょう。

タマゴがどうして
健康長寿にいいの？

⑧認知症予防には
一日一個以上のタマゴ

タマゴのコレステロールは
認知症や心臓病のリスクにはなりません。

コレステロールに対する誤解からくるタマゴへの抵抗感は、日本にはまだ根深く残っているように感じます。それはまったくの誤解なのですが……。タマゴを食べることと心臓病や認知症の発症との関連性はありません。

それなのに、いまだに日本では「タマゴ＝コレステロール＝健康によくない」という認識が残っていることが歯がゆくて、今回、声を大にしてタマゴの魅力を語ることにしました。

タマゴに罪はない。それを明らかに示してくれたのが東フィンランド大学のユキ・ヴィルタネン博士らが『American Journal of Clinical Nutrition』で発表した研究報告です。彼らの研究報告は、タマゴに対する評価をガラリと変えるターニングポイントとなりました。

研究班は、四二～六〇歳の健康な男性（心臓病や糖尿病のない男性）一〇〇〇人を二一年間追跡調査し、タマゴの摂取量と心臓発作や動脈硬化のリスクとの関連を調べました。二一年間に二三〇人に心臓発作がありましたが、「タマゴを食べる習慣も、食事によるコレステロールの摂取量も、心臓発作や動脈硬化のリスクに関係しない」ことが明らかになったのです。

この研究が興味深いのは、コレステロールの感受性が高くなるＡＰＯＥ４遺伝子についても調査しているところです。

それまでは、ＡＰＯＥ４遺伝子を持っていた場合、食事でのコレステロール摂取量が多くなると、血液中のコレステロール値が上がりやすく、心疾患のリスクが高くなると考えられていました。ところが、この研究の被験者のうち、約三分の一はＡＰＯＥ４遺伝子を保有していましたが、このハイリスク群でも同様の結果が得られたのです。

それまでは、ＡＰＯＥ４遺伝子を持っている人は食事での摂取量を控えたほうがいいという懸念があったのですが、今回の研究報告でそれが払拭《ふっしょく》されました。

ＡＰＯＥ４遺伝子はアルツハイマー型認知症のリスク要因でもあります。そこで、研究班はさらに研究を続け、二四九七人を二二年間追跡調査します。このうち二六六人がアルツハイマー型認知症を発症しましたが、タマゴやコレステロールの摂取量がその発症に関連しないことが明らかになったのです。

それどころか、逆にタマゴやコレステロールの摂取が認知機能を改善する効果がある可能性を示唆する調査報告もありました。コレステロールは脳の神経細胞の大事な構成成分であり、認知機能にも重要な役割を果たすことを考えると、食事によるタマゴの摂取をもっと見直す必要があるように感じます。

ただ、心臓発作や動脈硬化の調査で被験者が一日に食事から摂取していたコレステロールは約四〇〇ｇ（タマゴは約一個）、アルツハイマー型認知症の調査では約五〇〇ｇ（タマゴは約一個）なので、一日に何個でも食べてもいいとはしていません。タマゴの多量摂取についてはまだ評価できていないということです。

タマゴがどうして
健康長寿にいいの？

⑨タマゴを おいしく・賢く食べよう

タマゴかけごはんは玄米で。
野菜サラダは最強メニュー！

タマゴの代表メニューと言えば「タマゴかけごはん」でしょう。ほかにも、玉子丼、親子丼など、ごはんにかけて食べるメニューはいくつもあります。炊きたての白いごはんとタマゴの組み合わせはたまらない、という人もいるでしょう。

私は、ケトン体の合成を促すという点から糖質制限を推奨しています。数年前に大ブレイクしたココナッツオイルは、ケトン体の合成を促すための起爆剤のようなものです。しかし、どうしてもごはんを食べたいという人はいます。いえ、むしろ、多いかもしれません。

健康のためには糖質を控えてケトン体の合成を促したほうがいいのですが、「ごはんをがまんしないといけない」ことに抵抗感のある人には到底受け入れられない健康法になります。そこで、糖質制限しなくても健康長寿に役立つタマゴを思いついたのです。もちろん、糖質制限して、さらにタマゴを取り入れるのであれば、これほど理想的なことはありません。

どうしてもごはんを食べたい、そんな場合は白いごはん（精白米）ではなく、玄米を選んでみてはいかがでしょう。玄米は精白米に比べてビタミンやミネラルが豊富です。食物繊維が多いのでよく噛んで食べるようになり、食後の血糖値の上昇がゆるやかになります。長年、ガン患者さんへの食事指導を行っている済陽高穂先生（西台クリニック院長）は、千葉大学医学部の先輩なのですが、かつて対談したときに玄米の魅力についておっしゃっていました。確かに、玄米に含まれる栄養素の豊富さは次ページのグラフをみれば一目瞭然です。

タマゴの魅力はゆでタマゴなどシンプルな調理法でおいしくいただけることです。ゆでタマゴをそのまま食べてもいいのですが、それに葉野菜や温野菜を加えてタマゴサラダにすれば、タマゴに入っていないビタミンＣや食物繊維がいっしょに摂れるので栄養バランスが最強の逸品になります。ただし、マヨネーズをたっぷりかけるのは植物油のリスクがあるので要注意です（166ページ参照）。

玄米を 100 としたときの精白米との栄養比較

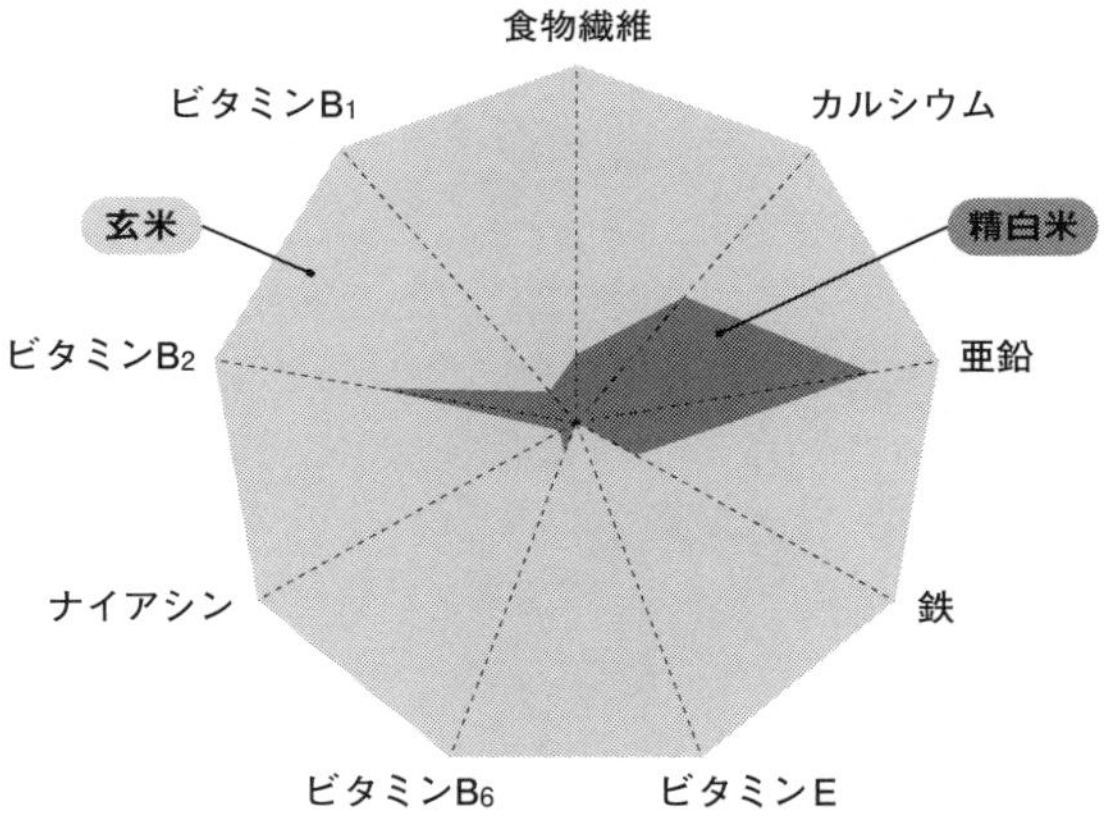

	玄米（100g中）	精白米（100g中）
ビタミンB1	0.16mg	0.02mg
ビタミンB6	0.21mg	0.02mg
ビタミンE	0.6mg	微量
食物繊維	1.4g	0.3g

出典：『ガンが消える食べ物事典』（済陽高穂監修／PHP 研究所）より

アレルギーはタマゴが原因ではない

タマゴアレルギーの心配をする人が多いのは、それだけ食物アレルギーの原因となっているケースが多いからです。ただ、ゼロ歳時には半分以上にタマゴアレルギーがあるけれど、4〜6歳頃までには2割を下回り、成長とともにさらに減少します。

アレルギーとは、体内に入ってきた物質に対して敏感に反応しすぎる状態のことです。タマゴが原因というよりも、タマゴに敏感に反応する体質になっていることが問題なのです。

実は、このアレルギーにもオメガ3が関係しています。アレルギーは炎症反応の一種なので、オメガ6の過剰摂取とオメガ3の不足が体内の炎症を招き、それがさまざまなアレルギーを促進しているという見解がでてきたのです。体内の油バランスが整えば、アレルギー症状も抑制されるはずです。

ただし、タマゴアレルギーの人がタマゴを食べるのは厳禁です。それはアナフィラキシーショックという、最悪の場合は生命の危険もある症状を引き起こすことがあるからです。

タマゴアレルギーのある人が、どうタマゴとつきあえばいいのかは個人差があります。タマゴアレルギーがある場合は、必ずアレルギーの専門医を受診して指示に従ってください。

第二章

わたしたちがもっとも摂るべきオメガ3系脂肪酸

老化と病気から体を守る驚くべきパワー

オメガ3系脂肪酸はなぜ健康長寿に役立つのか？

①脳を活性化する
②血管を若返らせる
③心を元気にする（うつの予防・改善に役立つ）
④認知症予防に役立つ
⑤ダイエットにも効果大
⑥慢性炎症を抑えて健康長寿

オメガ3系脂肪酸は不飽和脂肪酸の一種で、マグロ、サンマ、ブリ、イワシなどの青魚に多く含まれているEPA・DHAのほか、アマニ油やエゴマ油などに含まれるαリノレン酸があります。

これまでは、オメガ3系脂肪酸の代表であるEPA・DHAのイメージが強く「脳を活性化する」「脳の老化を抑える」「動脈硬化を抑制する」といった効果が注目されていました。実は、最新の研究報告で、それら以外にも、血管を若返らせる、うつの予防や改善に役立つ、ダイエットにも効果があるといった、さまざまな健康効果があることがわかってきています。

究極のことを言えば、体内の老化を招き、病気を引き起こす慢性炎症はオメガ3系脂肪酸の不足によって起こっていることが明らかになったのです。

オメガ3系脂肪酸は私たちの寿命を左右します。認知症はもちろん、ガン、脳卒中、心臓病、うつなどさまざまな病気を予防してくれる救世主です。

オメガ3系脂肪酸はなぜ健康長寿に役立つのか？

①脳を活性化する

オメガ3系脂肪酸は神経細胞の大切な栄養源。不足すると情報処理速度が低下します。

オメガ３系脂肪酸と聞くと覚えにくいので、ここからはオメガ３と呼ぶことにしましょう。オメガ３とセットになって取り上げられることが多いオメガ６系脂肪酸もオメガ６とします（オメガ６の詳細は１１０ページ参照）。オメガ３とオメガ６はどちらも不飽和脂肪酸で、食事できちんと摂らないと健康や寿命に影響する必須脂肪酸になります。オメガ３にはいくつかの種類がありますが、体内では最終的にＥＰＡ（エイコサペンタエン酸）となるので、まとめてＥＰＡとも呼ばれます。ＥＰＡは魚にしか含まれていないと思われがちですが、魚以外にも亜麻《あま》や荏胡麻《えごま》などの種子にもＥＰＡは含まれているのです。

オメガ３は脳の発達に重要な役割を担っています。オメガ３と脳の関わりが注目されることになったのは、一九八九年にイギリスのクロフォード博士が「日本の子どもの知能指数が高いのは魚を食べているからではないか」と、著書で述べたことがきっかけでした。

これにはちゃんと理由があります。私たちの脳には数え切れないほどのニューロン（神経細胞）があり、その先端にあるシナプスを通じてさまざまな情報を伝えています。この情報を伝達する能力が強く、早いほど脳は活発に働き、記憶力が高まります。逆にシナプスの伝達能力が弱くなると、物覚えが悪くなり、認知機能はどんどん低下していきます。

シナプスの能力に影響するのが、神経細胞の細胞膜の状態です。細胞膜が酸化してかたくなると機能が低下してしまいます。私たちの体内は加齢とともに酸化しやすくなるので、年をとると物覚えが悪くなり、認知機能が低下していくのは、実は、自然なことなのです。

でも、がっかりしないでください。オメガ3には細胞膜をしなやかにして若返らせる作用があります。オメガ3を摂取することで、シナプスの情報伝達能力がアップして、認知機能が改善するという研究報告はいくつも発表されています。

ドイツのシャリテーベルリン医科大学の研究報告によると、オメガ3を含むサプリメントを六か月間、毎日摂取したグループは記憶力が改善していました。五五～七五歳の男女四四名を、オメガ3のサプリメントを摂るグループと偽薬（実際にはオメガ3を含んでいないプラセボ）を摂るグループに分けて、六か月間後に脳の機能を調べたところ、「オメガ3を摂っていたグループは、偽薬のグループに比べてはるかに記憶力の改善がみられた」のです。

こうした研究報告が取り上げられたからか、アメリカではオメガ3のサプリメントが人気です。アメリカのメモリアルスローンケタリングがんセンターの調査によると、一九九九～二〇一二年になんらかのサプリメントを摂取している人はアメリカ成人の約半数。そのなかでもオメガ3の摂取率が急増しており、七倍にもなっています。サプリメントもいいのですが、本来は食事で摂りたいもの。オメガ3を摂りやすくするため〝驚異のタマゴ〟を開発しました。

オメガ3系脂肪酸は
なぜ健康長寿に役立つのか?

②血管を若返らせる

オメガ3そのものに血管をしなやかにして、動脈硬化を予防する働きがあります。

オメガ３でもうひとつ有名なものが動脈硬化の予防効果です。これは一九七〇年に発表された疫学調査で、魚の摂取量が多いイヌイット（エスキモー）で心血管死亡率が低いことがわかったことがきっかけでした。当時はオメガ３ではなく、魚に含まれるＥＰＡとＤＨＡに健康上の有益な効果があると思われたのです。

これはデンマークで行われた調査だったのですが、デンマーク本土では虚血性心疾患による死亡が全体の四割近かったのに対し、グリーンランドに居住しているイヌイットはたった五・三％だったのです。

グリーンランドの気温は低く、永久凍土と呼ばれる凍結した大地で覆われ（現在は地球温暖化の影響で溶け始めているらしいですが……）、農作物がほとんどとれません。そのため、野菜や果物の摂取量が非常に少なく、アザラシやオットセイなどの海獣や魚介類が食事の中心となっていました。

そもそも、「野菜や果物をほとんど摂らず、肉ばかり食べているイヌイットは心臓病のリスクが高いだろう」という予測で調査したところ、まったく逆の結果になったのですから、まさしく衝撃の事実だったでしょう。

イヌイットが主食としていたアザラシやオットセイは、肉といってもエサが魚ですからEPAとDHAを豊富に含んでいます。言ってみれば魚を食べているようなものです。その後、世界各国でEPAとDHAについての研究が行われることになりました。

その結果、EPAとDHA、つまりオメガ3そのものに血管をしなやかにして若返らせ、血栓をできにくくして血液の流れをスムーズにする働きがあることがわかり、オメガ3のすばらしさが世界中で認められたのです。

その効果は薬になるくらい明らかです。脂質異常症の治療薬として用いられているエパデールは主成分がEPAですから、オメガ3はまさしく食べる薬と言っても過言ではありません。

コレステロールは数値を気にするより酸化させない！

　コレステロールの数値が高くても、心臓病や脳卒中の脂肪リスクには明確な関係性がない……。そんな研究報告が明らかになり、コレステロールの数値そのものを疑問視する声も上がっています。

　多少、コレステロールの数値が高くても、薬を飲む必要はない。そう考える医療者も増えているのです。それは、コレステロールは薬を服用しても数値が下がりにくいということもありますし、薬の効果に対して副作用のリスクが大きいからです。

　私自身も安易な薬の服用には疑問があります。よほど高すぎる場合は別ですが、少し高めくらいであれば気にすることはありません。

　私は、コレステロールの数値よりも体内で酸化させないことに気をつけたほうがいいと考えます。コレステロールそのものは悪者ではなく、酸化したコレステロールが悪さをするからです。

　コレステロールを酸化させないためには、抗酸化物質をしっかり摂りましょう。“驚異のタマゴ”のアスタキサンチンだけでは足りないので、野菜や果物をたくさん摂ることが大切です。あとは、体内の酸化を促す喫煙、暴飲暴食、ハードな筋トレ、過度なストレスなどを抑えることも大事です。

オメガ3系脂肪酸は
なぜ健康長寿に役立つのか?

③心を元気にする
(うつの予防・改善に役立つ)

うつの原因は脳のエネルギー不足。
オメガ3は脳を元気にするエネルギー源!

ＷＨＯの研究報告によると、オメガ３には気力の低下や不安を抑え、精神状態を安定させる作用があります。

少し古いデータですが、一九九八年に世界的にも有名な学術誌『ランセット』に発表された、Hibbeln らが九か国で行った調査では、韓国や台湾、日本など魚をよく食べている国ほどうつ病の発症率が低くなっていました（77ページ参照）。

うつを簡単に説明すると、脳のエネルギーが欠乏して、何かをしようとする意欲が低下したり、憂うつな気分になった状態です。うつの診察のときには「元気だったときの自分を一〇〇%としたときに、いまは何%ぐらいですか」などと聞かれることがありますが、この元気さの源になるのが脳と心のエネルギーです。うつは「心のカゼ」とも言われますが、エネルギーが不足したことで脳という「体の司令塔」がうまく働かず、さまざまな不調が出てしまった状態です。

オメガ３は脳のエネルギー源ですから、うつ対策に大いに役立ちます。

それを示す研究報告はいくつかあり、オランダにあるアムステルダム大学が行ったメタ分析（複数の論文を比較・検討して導き出したエビデンス）によると、「オメガ3であるＥＰＡ・ＤＨＡの摂取が、大うつ病性障害（いわゆるうつ病）のリスクを低下させる可能性がある」とまとめられています。

うつとオメガ3についての研究は世界各国で行われていて、オメガ3の摂取でうつ病が改善したという報告はいくつもあります。うつのときこそオメガ3を積極的に摂りましょうとすすめる専門家もいるくらいです。

うつにオメガ3が効くのは、ＤＨＡの「セロトニンの利用効率を高める作用」が関係していると言われています。

セロトニンは精神の安定に関わる神経伝達物質で、分泌量が増えると幸せ感が得られるので別名「ハッピーホルモン」とも呼ばれます。ＤＨＡを摂ると脳内のセロトニンが増えて、気持ちが安定してうつの改善に役立つのでしょう。

魚の摂取量とうつ病の発症率との関係

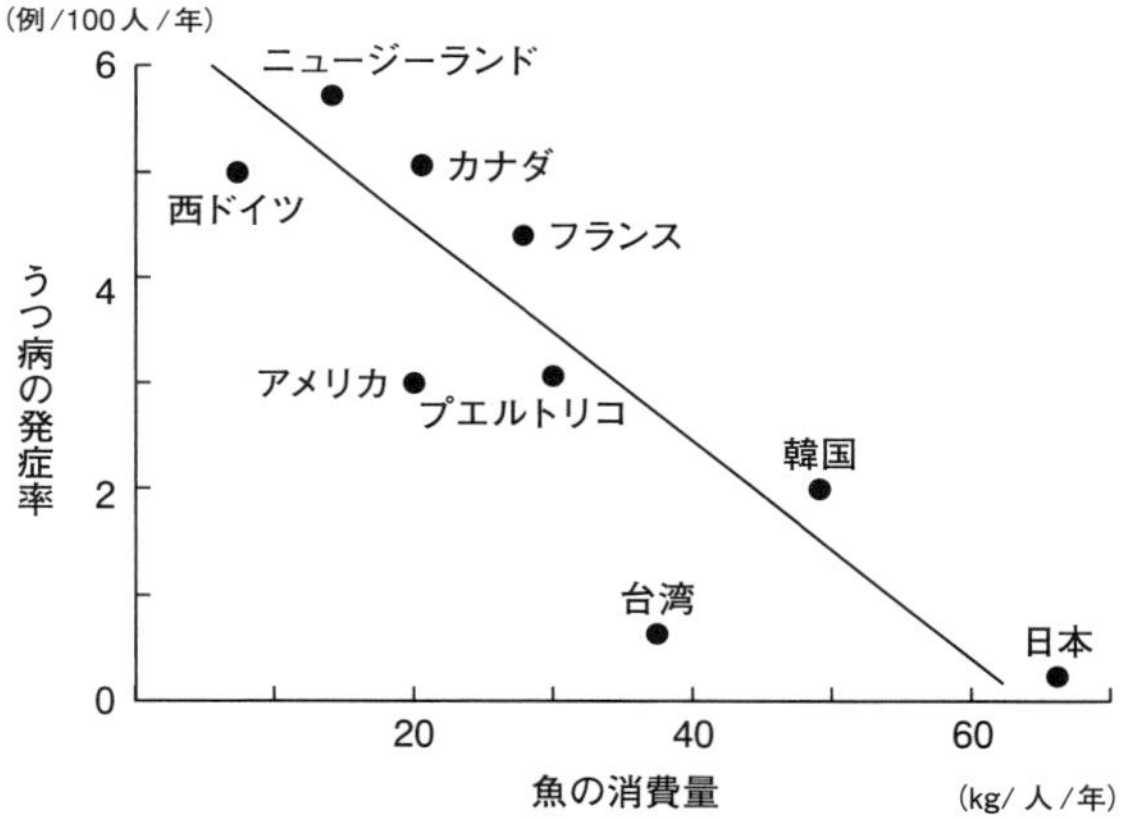

出典：Hibbeln JR.Fish consumpution and major depression,Lancet 1998;351:1213

さらに、ＥＰＡもうつと関係があります。どうも、ＥＰＡの摂取量が少ない人ほどうつ病にかかりやすいようです。

うつの患者さんの血液を調べると、ＥＰＡに対するオメガ6（ＡＡ）の比率が高いことが確認されていて、症状のひどい患者さんほどその傾向が強かったそうです。うつも吹き飛ばすオメガ3は本当にすばらしい栄養素です。

④認知症予防に役立つ

オメガ3はさまざまな方向から
認知症予防に役立っています。

①でも触れていますが、オメガ3を摂ると脳が活性化して認知機能が高まります。脳のＥＰＡやＤＨＡは加齢に伴って減少するのですが、食事でオメガ3を十分に補うことができれば、神経細胞の情報伝達能力が低下することもなく、いつまでも若々しい脳を維持することができます。

また、②で紹介した動脈予防効果によって脳血管性認知症のリスクが減少します。最近はアルツハイマー型認知症の予防にも役立つことがわかっています。

アルツハイマー型認知症の要因のひとつが、アミロイドβという神経細胞に蓄積する異常なタンパクです。アミロイドβとアルツハイマー型認知症との詳しい関係はまだわかっていないのですが、最近、アミロイドβは細菌と闘かった結果生じたものではないかという「感染症原因説」が挙がっています。

感染症も炎症のひとつです。オメガ3には炎症を抑える作用があるので、アミロイドβの蓄積を抑制し、認知症予防に一役買っているのかもしれません。

オメガ3系脂肪酸は
なぜ健康長寿に役立つのか？

⑤ダイエットにも効果大

オメガ3を摂っていると
脂肪が減少しやすく、やせやすい！

最近、体重が気になって……。という方には朗報です。オメガ3には脂肪の燃焼を促す効果があり、ダイエット効果も認められているからです。

立命館大学と国立スポーツ科学センターらが行った共同研究によると、オメガ3を摂取しながら運動（週三回、四五分のウォーキング）すると、オメガ3以外の油（オリーブオイル）を摂ったグループよりも体脂肪の減少が大きかったのです。オメガ3を摂ると、かなり効率的に脂肪が燃焼することがわかりました。

その理由は、オメガ3が中性脂肪の増加を抑制し、さらに脂肪の分解を促す酵素を活性化させるためと考えられています。ダブルで脂肪の減少に役立っているということになりますね。

中年を過ぎると腰回りに内臓脂肪がついてきやすくなります。いつまでもすっきりした体型を維持するためにも、毎日、オメガ3を摂りましょう。脳を活性化して健康的にやせられるオメガ3は、健康長寿の強力なサポーターです。

オメガ3系脂肪酸は
なぜ健康長寿に役立つのか？

⑥慢性炎症を抑えて
健康長寿

一〇〇歳を超える長寿の人は炎症度が低い。
オメガ3は慢性炎症を抑えます。

健康長寿のキーワードとして俄然《がぜん》注目が集まっているのが、慢性炎症です。慢性炎症とは、自分では気がつかないうちに体内でジワジワと進んでいる炎症のことです。これまで、ぜんそくやアトピー性皮膚炎、花粉症、関節リウマチなど免疫が関係している病気に慢性炎症が伴うことは、よく知られていました。

最近になって、ガン、動脈硬化、アルツハイマー型認知症、肥満のほか、老化そのものが、慢性炎症の持続によって症状が進行していることを示唆する証拠が見つかり、寿命の長さにも関係するという研究報告もいくつかあります。

私たちの体には炎症を抑えるシステムが備わっているのですが、加齢とともに低下していきます。そのため、加齢とともに体内の慢性炎症の度合いは少しずつ高くなっていきます。だから、年をとると老化し、さまざまな病気になります。

ところが、高齢者のなかにはこの慢性炎症の度合いがとても低い人たちがいます。それが、センテナリアンと呼ばれる一〇〇歳を超える長寿者です。

慶應大学医学部の百寿研究センターの調査によると、これまで八〇〇人を超えるセンテナリアンの血液を調べたところ、体内の炎症レベルを示すCRPの数値が明らかに低かったそうです。一般的なCRPの数値が〇・三〇なのに対して、センテナリアンの数値は〇・〇三ですから、なんと一〇分の一です。

さらに、短命な人ほど炎症レベルが高く、長命な人は炎症レベルが低いという研究データもでていました。これらの研究報告から、炎症の度合いが寿命に大きく関係していると言ってもいいでしょう。

加齢とともに進む炎症はある程度はしょうがないことですが、毎日の食事で抑えることができます。いまわかっている抗炎症作用のある栄養素の代表がオメガ3です。ただ、現代人のオメガ3の摂取量は不足しており、体内の慢性炎症を抑えるほどの量をとれていない人がほとんどです。オメガ3を毎日手軽に摂って欲しい、その願いから驚異のタマゴは誕生しました。

第三章

抗酸化物質の代表〝アスタキサンチン〟の老化にいいこと

老化と病気から体を守る驚くべきパワー

アスタキサンチンの効果・効能は？

①強力な抗酸化作用
②活性酸素を無害化する
②アルツハイマー型認知症の予防
③コレステロールの酸化を防ぐ
④免疫力を高める
⑤シミ・シワ予防で美肌効果

アスタキサンチンは赤い色素成分で、桜エビ、サケ、キンメダイの皮、エビ、カニ、イクラなど赤い色をした海産物に含まれています。赤い色が濃いものほど多く含まれており、効率よくとれる食材の代表は桜エビやサケです。

色素成分ですから食品に含まれている分量はごく微量です。ただ、アスタキサンチンの抗酸化作用は非常に強く、ビタミンCの約六〇〇〇倍、ビタミンEの約五〇〇倍、βカロテンの約四〇倍、コエンザイムQ10の約八〇〇倍と言われていて、その強力さが注目されています。

抗酸化作用が強いということは、老化や病気をもたらす活性酸素を無害化してくれるということです。活性酸素は体内でさまざまな悪さをしているので、アンチエイジング、コレステロールの酸化予防、免疫力アップ、ガンの予防、肌の老化予防など多岐にわたった「体にいい効果・効能」があります。

ここではアスタキサンチンの魅力をたっぷりとご紹介します。

アスタキサンチンの
効果・効能は？

①強力な抗酸化作用

抗酸化とは体内がサビて老化したり、病気になったりするのを防ぐ働きのことです！

抗酸化作用とは、文字通り「酸化」に抗《あらが》う力のことです。酸化をわかりやすく言うと、放っておいたクギがいつの間にかサビてしまうように、体内の細胞や臓器がサビついて老化が進行したり、病気の原因が発生したりすることです。

抗酸化物質は、体内のサビが広がらないよう抑制する働きを持った物質の総称です。アスタキサンチン以外にも、ビタミンA（βカロテン）、ビタミンC、ビタミンE、カロテノイド、フィトケミカルなど抗酸化物質はたくさんあります。

アスタキサンチンの魅力のひとつは、ほかの抗酸化物質に比べて作用が強力なことです。さらにすごいのは、活躍する場が限られていないということです。

実は、ビタミンEやβカロテンは抗酸化作用を活用できる場所が決まっています。それに対し、アスタキサンチンは脳や目などほかの抗酸化物質が入り込めないところに届き、抗酸化作用を発揮できます。強力な抗酸化力を持つうえ、マルチに働けることが、アスタキサンチンの魅力です。

アスタキサンチンの
効果・効能は？

②活性酸素を無害化する

体に有害な活性酸素を
無害化するパワーがとても強い！

体内を酸化させる活性酸素とはどんな物質なのでしょうか。

悪者のように言われますが、体内に侵入した細菌をやっつける役割を担っていて、免疫力に関わっています。

何より、活性酸素は私たちが栄養素からエネルギーをつくり出すときに発生するので、生きている限り、体内にある程度は存在しています。

活性酸素が体内にあるのは自然なことですが、その量が多くなりすぎると細胞を酸化させて老化を促進したり、発ガンを促したり、動脈硬化を促進してしまうことになります。発ガンの原因のひとつは、活性酸素によって遺伝子が傷つけられて起こるエラーなので、「酸化度が強くなる＝発ガンのリスク上昇」と考えてもいいくらいです。

活性酸素が過剰になる原因は大きく分けて二つあります。ひとつは、紫外線を浴びたり、タバコを吸ったり、激しい運動をしたり、過度の飲酒やストレスなど外的要因によって、体内でつくられる活性酸素が増加します。もうひとつは、加齢や乱れた食生活で、活性酸素を無害化する機能が低下することです。

外的要因によって過剰な活性酸素がつくられたり、なんらかの要因で活性酸素を無害化するシステムがうまく働かなくなったりしたとき、活性酸素の害が上回って体にダメージを与えてしまいます。

外的要因をできるだけ避けたとしても、活性酸素を無害化するシステムは加齢とともに機能が低下していきます。年を重ねるほど体内が酸化しやすい状態になっていくのですから、それをカバーするためにも、ある程度の年齢になったら食事で抗酸化物質を摂ることがとても大切です。

もちろん、アスタキサンチン以外にも抗酸化物質はあります。でも、強力な抗酸化作用を持ち、病気予防だけでなく美容やアンチエイジングにも役立つアスタキサンチンはほかの抗酸化物質に比べてとても優秀と言えます。

野菜や果物に多く含まれる抗酸化物質

食事で摂る抗酸化物質の代表と言えば、抗酸化物質のエース（ACE）と呼ばれるビタミンA（βカロテン）、ビタミンC、ビタミンEと、植物の色素や苦味、渋味などの素となっている微量栄養素であるフィトケミカルです。

これらを効率よく摂りたいのであれば、スムージーにするのが一番です。抗酸化物質のなかには加熱調理で失われやすいものもありますが、スムージーであればその心配はありません。ミキサーで作れば野菜や果物の栄養素を丸ごと摂ることができます。

抗酸化物質はとてもたくさんの種類があり、ほとんどの野菜に何かしら含まれています。抗酸化物質の面白いところは、ひとつだけ摂ったときよりもいろいろな種類を摂ったときのほうが、相互反応してより効果が高まるところです。

数種類の食材だけをたくさん摂るのではなく、複数の野菜や果物をいっしょに食べましょう。

そして、抗酸化物質（野菜や果物）は毎回の食事で摂ることが大切です。その理由は、活性酸素を無害化する作用を1回しか持っていない抗酸化物質がほとんどだからです。活性酸素は体内でどんどんつくられていますから、抗酸化物質も毎日欠かさず摂るようにしましょう。

アスタキサンチンの効果・効能は？

③アルツハイマー型認知症の予防

脳の酸化予防は認知症の要因であるアミロイドβの抑制に直結します。

アスタキサンチンが優れているのは、脳にも作用することです。脳は私たちの生命維持の司令塔であり、とても大切な臓器です。そのため、体を流れる血液が脳に送り込まれるときには、必ず「血液脳関門《けつえきのうかんもん》」を通るようになっていて、有害なものが入り込まないようにバリア機能が働いています。脳に送られる物質は取捨選択されており、アスタキサンチンはここを通り抜けることができます。

脳での酸化を抑制するということは、神経細胞の老化予防に直結します。神経細胞が酸化するとアミロイドβ（アルツハイマー型認知症の原因と言われる異常なタンパク）がつくられるのですが、これがたくさんたまると神経細胞が死んでしまい、認知機能が低下していくと言われています。

マウスの実験では、神経細胞に抗酸化物質を投与すると、神経細胞の膜の酸化が抑制されるだけでなく、すでにあるアミロイドβが消えることが明らかになっています。アスタキサンチンは認知症予防にも役立っているのです。

アスタキサンチンの効果・効能は？

④コレステロールの酸化を防ぐ

コレステロールは数値を気にするよりも、酸化させないようにしましょう！

以前は、コレステロールの数値が高いほど動脈硬化のリスクが跳ね上がると言われていましたが、コレステロールの数値と心臓病や脳卒中の発症リスクとの関連性を疑問視する意見が増えています。

もちろん、コレステロールの代謝異常はよくないことですし、動脈硬化のことを考えるとＬＤＬコレステロールが高すぎないほうがいいに決まっています。

しかし、コレステロールは食事に気をつけてもなかなか数値が下がらないという悩ましい現実があります。そもそも食事によるコレステロールの影響は少ないのですから、食事に含まれるコレステロールに神経質になる必要はありません。

動脈硬化が進行するのはＬＤＬコレステロールが酸化するからです。強力な抗酸化作用でコレステロールの酸化を防げば、それが動脈硬化予防になります。

ちなみに、一日当り〇・六ｇのアスタキサンチンを摂取すると、動脈硬化を抑制する効果が期待できるという報告があります。

アスタキサンチンの
効果・効能は？

⑤免疫力を高める

免疫システムの中枢を担っている
白血球の働きを助けます！

アスタキサンチンには免疫力を高める働きもあります。免疫力とは、体内に侵入したウィルスや細菌などの病原体や異物を攻撃して、体を守ろうとするシステムです。病原体や異物と闘い、免疫力の主力を担っているのが白血球で、免疫細胞とも呼ばれています。

カゼをひいたときにセキや鼻水が出たり、発熱したりするのは、白血球が病原菌を攻撃しているときに起こる免疫反応です。

実は、活性酸素が過剰になると白血球の働きが低下します。これは、活性酸素も異物であり、白血球の攻撃が活性酸素にかかりきりになってしまうことで、病原体への反応が鈍くなってしまうからです。

白血球が体のすみずみまでチェックできる状態を維持するためには、体内の活性酸素を減らせばいいということになります。そして、それにはアスタキサンチンの持つ抗酸化作用が非常に役立ちます。

アスタキサンチンの
効果・効能は？

⑥シミ・シワ予防で美肌効果

抗酸化作用は肌の酸化（老化）予防にも
効果てきめんです！

アスタキサンチンの効果は健康や病気予防にとどまりません。女性にはうれしい、美肌にもそのパワーが発揮されます。

日焼けをしたあとにシミやシワが増えるのは、紫外線を浴びて活性酸素が大量に発生するからです。皮膚の細胞が酸化してシミやシワができていきます。

アスタキサンチンの強力な抗酸化作用は、皮膚の活性酸素の除去にも大活躍します。アスタキサンチンを用いた化粧品があるくらいですから、その美肌効果は折り紙付きです。

美肌には化粧水や保湿クリームなど、肌に塗るものが思い浮かぶかもしれません。もちろん、表皮に塗って浸透させることでも活性酸素の消去に役立ちます。ただ、肌は常に生まれ変わっていて（ターンオーバー）、一～二か月かけて新しいものがつくられています。そのとき役立つのは食事で摂取した抗酸化成分です。やはり、アスタキサンチンは塗るよりも食べたほうがいいように感じます。

ココナッツオイル＆ミルクをプラスして効果アップ

数年前にココナッツオイルが爆発的なブームになりました。一時は価格が高騰し、入手が難しくなったこともあります。そのヒットに一役買った私がすすめるので、タマゴとココナッツオイル、どちらがいいのか悩む方がいらっしゃるかもしれません。

結論から言えば、どちらも健康長寿に役立つスーパーフードであることに変わりはありません。ココナッツオイルは体内のケトン体をアップして健康長寿をもたらします。ただ、ケトン体には必ず糖質制限がついて回るので、ごはんが大好きな人にとっては受け入れがたいものがあるようです。

“驚異のタマゴ”はごはんを食べても健康長寿効果は変わりません。その意味では、ごはんがやめられない人も悩む必要がありません。

もし、あなたがより健康長寿効果を得たいと考えるなら、ココナッツオイルに“驚異のタマゴ”をプラスすれば完璧です。

ココナッツオイルでケトン体が合成されれば体内の長寿遺伝子が活性化されますし、ケトン体そのものの抗酸化作用。そこにオメガ3の抗炎症作用と質のよいタンパク質が加わるのです。これほど、健康長寿に役立つ組み合わせはほかにはありません。

第四章

なぜ陸のオメガ3とアスタキサンチンがいいのか

心配される海の汚染と知っておくべき事実

オメガ3とアスタキサンチンはどう摂ればいい？

①ふだんの食事だけで摂るのは難しい
②現代人はオメガ3がかなり不足している
③海の食べ物に潜むリスク
④魚をそれほど食べない欧米人
⑤陸のオメガ3とアスタキサンチンを活用しよう

オメガ3の代表格であるEPA・DHAを多く含む食べ物と言われてすぐに思い浮かべるのは、まず魚でしょう。同じように、アスタキサンチンも魚介類に多く含まれています。オメガ3やアスタキサンチンは海産物から摂るイメージがついているのではないでしょうか。

都会で生活していると、新鮮な魚を毎日手に入れるのはなかなか難しいことです。さらに、アスタキサンチンを多く含む食べ物は、エビやカニ、イクラなど嗜好品に近いものが多く、毎日食べるラインナップではありません。比較的、サケは食べる機会が多いのですが、毎日サケばかりというのも飽きてしまうでしょう。

それに、最近は海の汚染という心配も出てきました。それもあって、欧米では魚をそれほど食べず、サプリメントに頼っているのかもしれません。

健康長寿のためにはオメガ3やアスタキサンチンをどう摂ればいいのか、海産物に頼るリスクも含めてお話しします。

オメガ3とアスタキサンチンはどう摂ればいい？

①ふだんの食事だけで摂るのは難しい

どちらも限られた食品にごく微量しか含まれていません。

オメガ3とアスタキサンチンは、どちらもサプリメントがたくさん市販されています。これは、健康長寿に役立つ栄養素であること、にも関わらず食事での摂取が難しいこと、両方の理由からサプリメントの需要があるのでしょう。なかには、両方を配合した商品もあるくらいです。

オメガ3を豊富に含む食品は青魚など一部の食品に限られていますし、アスタキサンチンはほんの少量しか含まれていません。食事だけで摂るのは、よほどがんばって意識しないと難しいのが正直なところです。

厳密に言えば、オメガ3はアマニ油やエゴマ油、ローストアマニなどにも含まれています。少し前まで取り扱っている店舗が限られていましたが、最近はスーパーなどでも販売されるようになり、手に入れやすくなりました。ただ、風味にクセがあったり、加熱調理に利用できなかったりで、どう摂ればいいのか悩んでしまう人も少なくないようです。

②現代人はオメガ3が
かなり不足している

摂りにくさと食環境の変化から、
現代人のオメガ3不足は深刻です。

都市部に住んでいると、新鮮な魚はどうしても手に入りにくくなります。値段も高くなりがちですし、鮮度が落ちやすいうえに、肉に比べると調理に手間がかかるのも、魚が敬遠される理由になっているのかもしれません。

実際、魚の消費量はどんどん下がり、肉より少なくなっています。水産庁によると国民一人が食べる一日あたりの魚介類の摂取量は約七〇g（二〇一〇年）、一年間は約九・五kgとなっています（111ページ上図参照）。

毎日、マグロやブリ、サンマ、イワシ、ウナギ、サバなどオメガ3が豊富な魚ばかりであればいいですが、そうもいきません（111ページ下図参照）。魚だけでオメガ3を十分に摂れているとは考えられません。

オメガ3の摂取不足が深刻になっているのは、もうひとつ理由があります。それは、食生活が変化してオメガ6の摂取量が爆発的に増え、オメガ3とのバランスが悪化してしまったことです。実は、最新の研究で血液中のオメガ3とオメガ6の比率が動脈硬化に深く関係していることがわかってきました。

オメガ3については第二章で詳しくお話ししているので、ここではオメガ6の基本的なことについて触れておきます。

オメガ6とは、豚肉や鶏肉などのほか、サラダ油やコーン油、大豆油、紅花油などの植物油に多く含まれています。スナック菓子やレトルト食品、揚げ物などをよく食べる人は過剰にとりがちで、昔に比べて摂取量が増えています。過剰に摂取すると細胞膜の炎症を招き、動脈硬化が進行し、アレルギーの引き金となることがわかっています。体内でアラキドン酸になるため、AAと呼ばれます。

EPA（オメガ3）は炎症を抑制し、AA（オメガ6）は炎症を促す。それぞれ相反する作用があり、ちょうどいいバランスをとることで、私たちの体内は健康的な状態に保たれています。

山口大学大学院医学研究科器官病態内科の松﨑益德教授の研究によると、血液中

国民1人1日当たりの魚介類と肉の摂取量

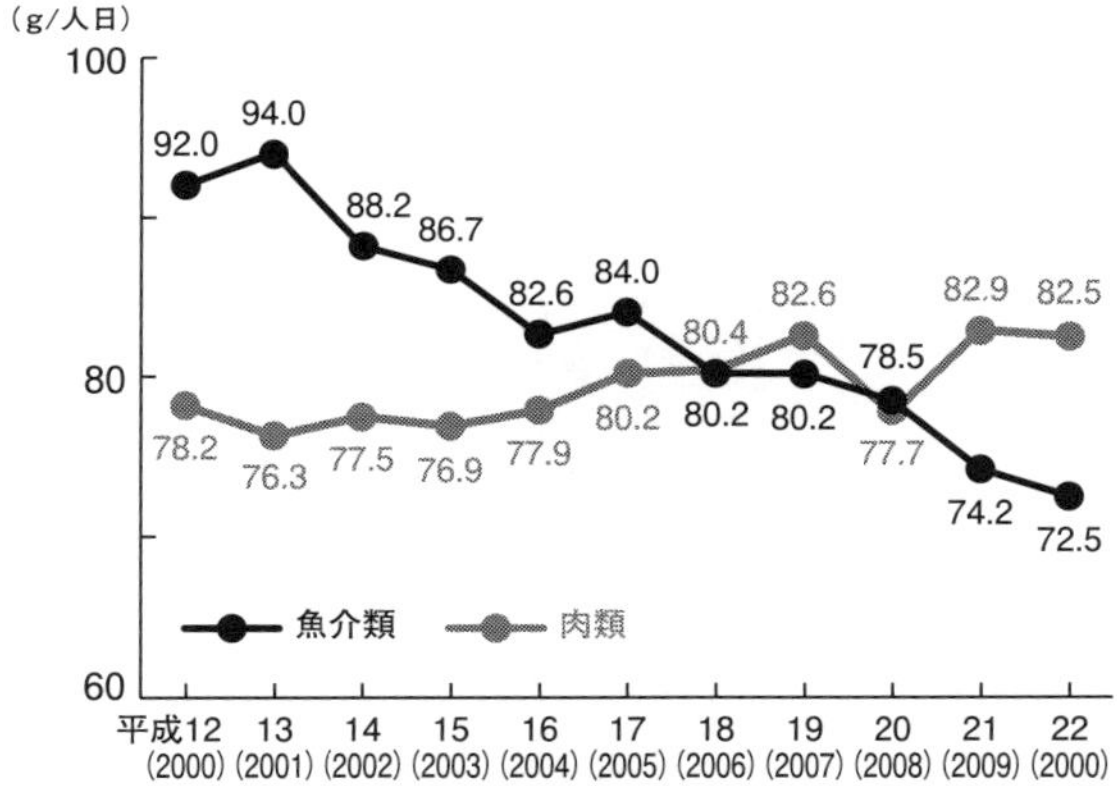

出典：厚生労働省「国民栄養調査」（2000～2002年）、「国民健康・栄養調査報告」（2003～2010年）

購入する魚介類の種類と重量（年間1人当たり）

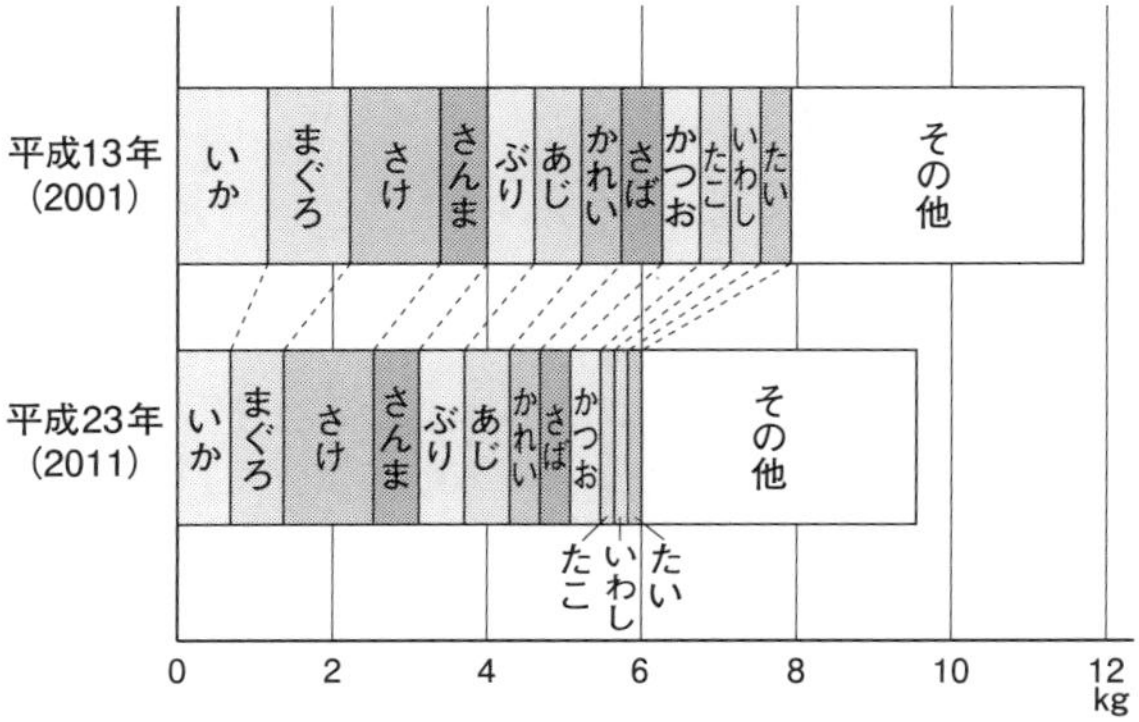

出典：総務省「家計調査」（2人以上の世帯：農家を除く）水産庁資料に基づき作成

のＥＰＡ／ＡＡの比率が低いほど、突然死のリスクが低くなるそうです。研究結果をみると、血液中のＥＰＡ／ＡＡの比率が〇・五五以上であれば心筋梗塞や突然死のリスクが低くなっていました（次ページ図参照）。

ところが、日本人が摂取しているＥＰＡの量はどんどん減り、逆にＡＡの摂取量が急激に増加しています。その変化は顕著で、一九五〇年には一・四四だった総脂肪に対するＥＰＡの比率は、一九八五年には〇・一六となっています（厚生統計協会「国民衛生の動向」一九八五年）。

若い年代でのＥＰＡ／ＡＡの比率は〇・一〜〇・二という報告もあり、現代人がいかにＥＰＡ（オメガ3）が不足していて、ＡＡ（オメガ6）を摂りすぎているかがよくわかります。

巷ではＥＰＡが「体にいい油」で、ＡＡは「体に悪い油」と言われますが、それは厳密に言うと違います。不足しているＥＰＡは「積極的に摂ったほうがいい油」、

心筋梗塞など冠動脈疾患のリスク

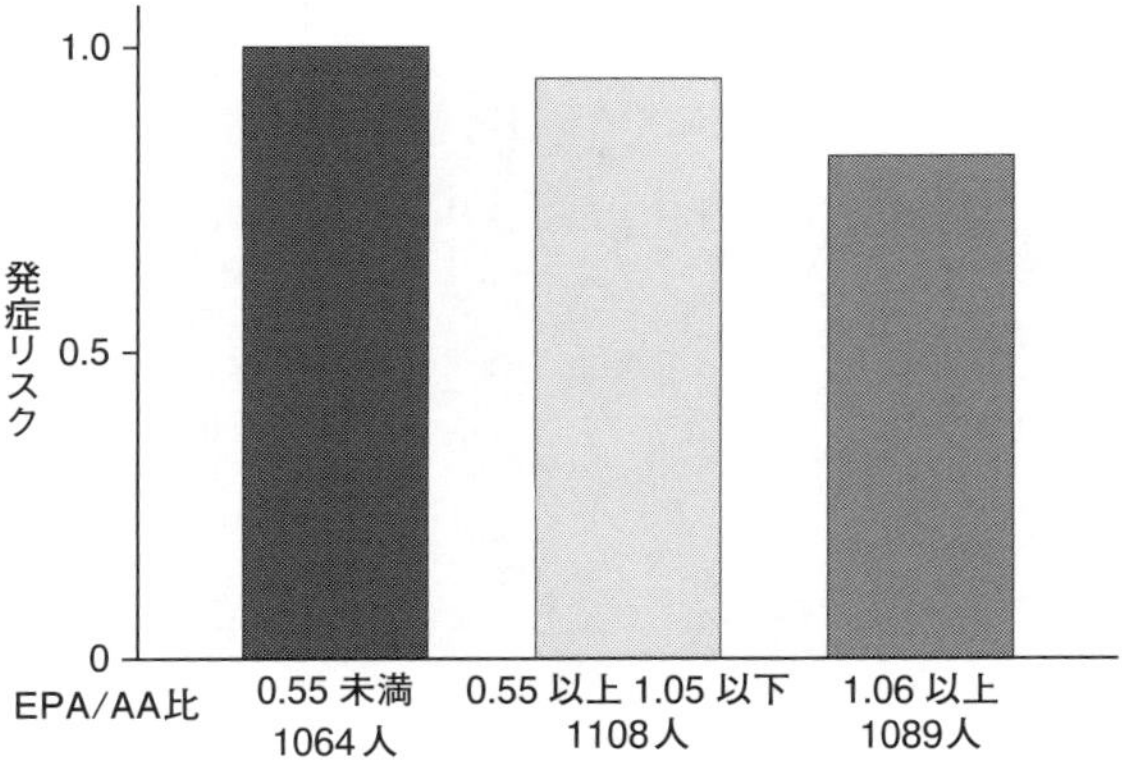

心臓突然死または心筋梗塞による死亡リスク

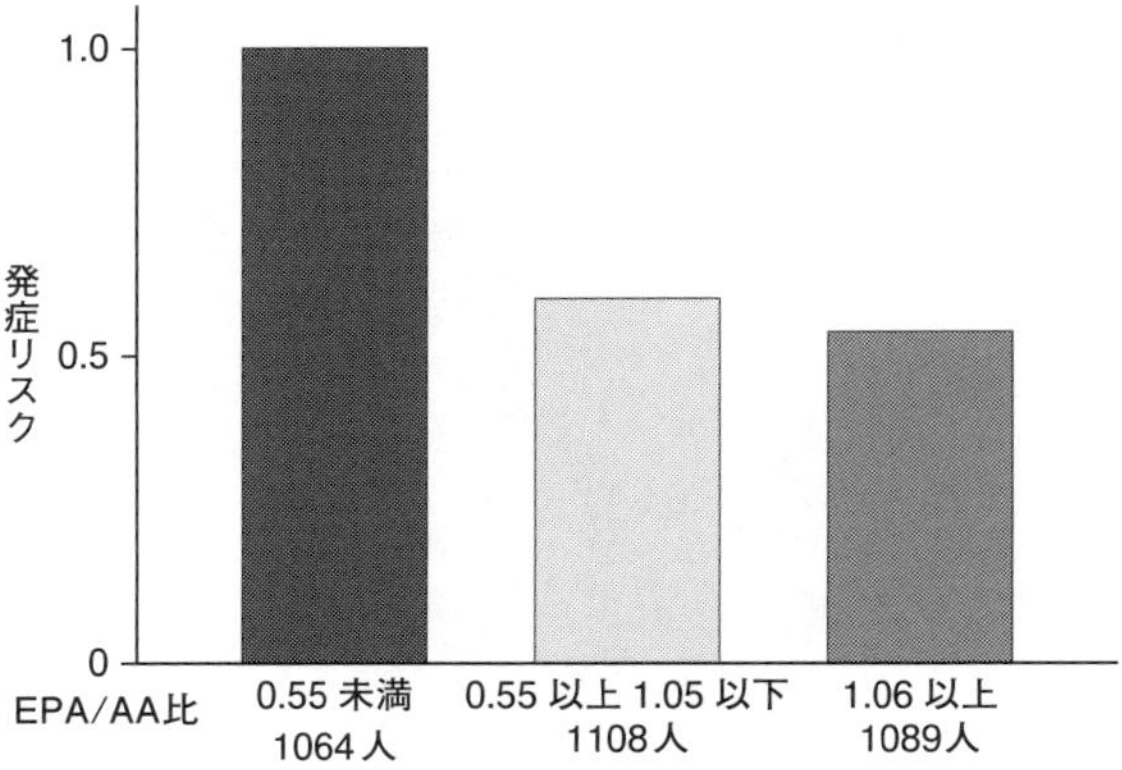

出典：Matsuzaki M,et al.Circulation J 2009;73:1283-1290

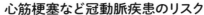

摂りすぎているAAは「控えたほうがいい油」ということなのです。どちらも適度に必要で、バランスが問題になっているだけです。

EPAが多すぎると血液がかたまりにくくなり、出血したときに血が止まらなくなりますし、AAが多すぎると炎症が進んで動脈硬化が進行しやすく、アレルギーを発症しやすくなります。どちらも過剰にとると弊害があり、体は両方の油をバランスよく必要としているのです。

単純に考えれば、両方をバランスよく同量ずつとればいいことになります。

過剰に摂っているオメガ6を控え、不足しているオメガ3を積極的に摂ることで血液中の脂質バランスは改善されます。オメガ3の摂取には〝驚異のタマゴ〟がおすすめです。オメガ6を控えるには、調理油をオメガ6の少ないオリーブ油に替えたり、加工食品を控えることが大切です。

揚げ物があなたの寿命を縮めていた⁉

伝統的な日本食は、煮物や蒸し物が中心でした。和食の揚げ物で思い浮かぶのは天ぷらくらいです。

ところが、明治以降に西洋料理が流行すると、食材に卵白やパン粉をつけて油で揚げる、揚げ物料理が増えていきました。唐揚げ、コロッケ、メンチカツ、トンカツ、フリット、フライドポテト、ドーナツ、揚げパンなど、揚げ物メニューを挙げればキリがありません。しかも、これらはどちらかと言えば人気メニューばかりです。

実はこの揚げ物で心臓病のリスクが高まることがわかりました。

英国エジンバラ大学のラジ・ポパル博士らの研究チームは、高温で調理する揚げ物を好んで食べる国の心臓病による死亡率が、炒める・煮る・蒸すという多彩な調理法がある中国より高いことに着目しました。揚げ物に理由があると考えたのです。

調理で150度以上に加熱する揚げ物では、トランス脂肪酸やAGE（終末糖化産物）など病気をもたらす物質が産生されます。研究班はそれが原因ではないかと考え、南アジア諸国の揚げ物料理を調査しました。すると多量のトランス脂肪酸とAGEが含まれていたのです。中国の炒め物料理にはほとんど含まれていませんでした。揚げ物は要注意です。

オメガ3とアスタキサンチンはどう摂ればいい？

③海の食べ物に潜むリスク

海の汚染が心配です。海産物にリスクがあることを知っておきましょう。

私がオメガ3とアスタキサンチンを強化したタマゴを開発するきっかけになった理由のひとつは、近年の海の汚染を心配しているからです。

東日本大震災による福島第一原発の事故処理はまだ終わっていません。現在も福島第一原発からは汚染水が漏れ出しており、放射性物質による海の汚染は徐々に蓄積していっています。

今回の事故で放出された放射性物質のうち、長期にわたって内部被爆を受けるリスクがあるのはセシウムとストロンチウム、プルトニウムです。このうち、セシウムとストロンチウムは海底に沈みやすく、ヒラメやカレイなど海底にすむ魚や貝類の汚染が心配されています。

厚生労働省が発表したデータによると、福島県を中心に茨城県、千葉県、東京都、神奈川県、静岡県、岩手県など、広範囲で水揚げされた魚介類のなかに、放射性セシウムに汚染された魚がみつかったという報告があります。

魚の種類では、メバル、タコ、ウナギ、ヒラメ、カレイ、スズキなどが、汚染されていた固体数が多い傾向があります。

もちろん、すべての魚が危険で、魚を食べてはいけないということではありません。ただ、一匹に含まれる量は少なくても、それが蓄積されていくと、どのような影響が出るかわかりません。オメガ3の摂取源を海産物だけで摂るのは、内部被爆のリスクを考えるとあまりおすすめできないのです。

特に一五歳未満のお子さんがいる家庭では注意が必要です。放射線によるガンのリスクは大人よりも子どものほうが高く、放射線の影響をとても受けやすいというデータがあるからです。

しかも、水産庁の主張する「基準値を超えていない」という説明にも安心できないのです。昨年、元京都大学原子炉実験所助教、小出裕章さんに講演をお願いしたのですが、小出さんは「事故後、政府は『原子力緊急事態宣言』を発令してそれまでの基準を反古《ほご》にした」とおっしゃっています。

実は、原発事故の前までの放射能検査結果では、魚介類に含まれるセシウムの量は〇・〇四〜〇・六ベクレル／kgとごくわずかな量でした。

ところが、事故後の基準値はこれをかなり上回る数値に設定されています。二〇一二年三月三一日までは暫定基準値である五〇〇ベクレル／kgでしたし、四月一日からは一〇〇ベクレル／kgと、事故前と比べるとその違いは明らかです。水産庁はこの基準値を、「仮に毎日食べる食品の半分が一〇〇ベクレル／kgの放射性物質を含んでいて、それを一年間食べ続けた場合であっても、追加的に受ける一年間の線量が〇・九ミリシーベルト以下となるように定められています」と説明していますが、私には詭弁《きべん》に感じられてなりません。

もともと、海産物には水銀汚染の心配もありました。水銀は公害の水俣病の原因物質です。毒性が強く、マグロやメカジキ、キンメダイなど深い水域に生息する魚や大型の魚には、高濃度の水銀が蓄積していることがわかっています。

水銀の影響については、厚生労働省は成人への影響は心配ないとしながらも、胎児の発達に影響する危険性があることから、妊婦がマグロなど水銀を多く含む魚を食べる場合は、摂取量を週八〇～一六〇g未満にするよう注意喚起しています。ちなみに、週八〇gまでに指定されているのは、キンメダイ、メカジキ、クロマグロ、メバチマグロ、エッチュウバイガイ、ツチクジラ、マッコウクジラで、週八〇gを二回までと指定されているのは、キダイ、マカジキ、ユメカサゴ、ミナミマグロ、イシイルカです。

水銀がいくら成人には影響ないと言われても、公害の原因になる有害物質を口にするのはできれば避けたほうが安心です。

ところが、この水銀を多く含む魚はオメガ3も豊富に含んでいます。オメガ3を魚だけから摂っていると、どうしても放射性物質や水銀のリスクがついて回ります。もちろん、魚好きな人が「魚を食べてはいけない」ということではありません。魚を食べないほうがいいということでもないのです。

オメガ3が老化・病気予防にいいことは明らかですから、「何から摂るのか」を考えて、選ぶようにしましょう。

放射性物質や水銀の汚染のリスクを避けるには、決まった海域の魚だけを食べるのではなく、全国いろいろなところで獲れた海産物を食べるようにするとリスクの分散になります。海の汚染を完全に把握することは無理ですから、広範囲のものを少しずつ食べることでリスクを分散させるのです。

それと、もうひとつの方法は、魚介類以外でオメガ3やアスタキサンチンを摂ることです。オメガ3は陸の食品にも含まれているので、それらから摂ることも考えれば、さらなるリスクの分散になります。

④魚をそれほど食べない欧米人

欧米では魚介類に含まれる水銀などを心配して、魚介類をあまり食べない国も多い。

アメリカ人がもっとも摂っているサプリメントはオメガ3だそうです。実はアメリカをはじめ、イギリス、ドイツ、カナダ、スイスなどの欧米諸国は魚の消費量がとても少なく、日本の三分の一以下という国もあります。

内陸部で魚が手に入りにくい、元々魚を食べる風習があまりなかったことなども影響しているのでしょうが、アメリカでは「魚は水銀汚染のリスクがあるから、あまり食べないほうがいい」と認識している人が多いようです。

それなのにオメガ3にびっくりするような健康効果があることがわかり、みんなあわててサプリメントで摂るようになった……のかもしれません。

魚をたくさん食べている日本人は世界一の長寿国です。魚を食べることは、けっして悪いことではありません。ただ、オメガ3の供給源として海産物だけにこだわっていたのでは、オメガ3を十分に摂ることができないかもしれないし、別のリスクもある。そんな心配もあり、驚異のタマゴを開発しました。

オメガ3とアスタキサンチンはどう摂ればいい？

⑤陸のオメガ3とアスタキサンチンを活用しよう

植物に含まれるαリノレン酸も体内でＥＰＡとして働きます！

陸のオメガ3（EPA）と言えば、アマニ油、エゴマ油などに含まれるαリノレン酸です。αリノレン酸は体内でEPAにつくりかえられます。摂取したαリノレン酸がすべてEPAになるわけではありませんが、陸のオメガ3として人気です。

αリノレン酸を多く含むもののなかで、特に人気なのがアマニ油です。アマニ油はオメガ6の含有量が少ないので、AAの摂取量が抑えられるというメリットがあります。また、リグナンという女性ホルモンと似たような作用がある物質も含まれていて、更年期障害の予防や改善、コレステロール代謝に役立つのではないかと期待されています。

〝驚異のタマゴ〟では、エサにこのアマニ油を配合しています。

余談になりますが、亜麻仁は油以外の製品も販売されています。ごまのようなローストアマニ、すりごまのような粉末アマニ、アマニ油入りのドレッシングやマヨネーズなどもあるのでタマゴ以外からもオメガ3を摂りたい人はこれらを活用してもいいでしょう。ローストアマニや粉末アマニは食物繊維が豊富で便秘の改善や、食後血糖値の上昇をゆるやかにする効果もあります。

さらに、エビやカニ、サケ、イクラなど魚介類にしか含まれていないと思われがちなアスタキサンチンも強化しました。栄養バランスがすばらしいうえに、オメガ3とアスタキサンチンが増量された、理想のタマゴの誕生です。

ひとつお願いなのですが、本書では〝驚異のタマゴ〟をすすめていますが、それだけを食べていればいいということではありません。それは、食事はひとつの食材だけでカバーできるものではなく、肉や魚、野菜、果物などもまんべんなく食べることが望ましいからです。

タマゴはほとんどすべての栄養素を含んでいますが、それでも足りない栄養素があります。また、私たちが生きていくためのエネルギーをタマゴだけから摂るのは不可能です。タマゴ以外の食品もバランスよく食べるようにしてください。

第五章

だからスゴイ！ Dr.白澤の〝驚異のタマゴ〟

試してわかった驚くべき違い

〝驚異のタマゴ〟のこだわり

①クスリの成分にもなっているオメガ3
②〝驚異のタマゴ〟三個でクスリに匹敵
③オメガ3とオメガ6のバランスが理想に近い
④アスタキサンチンでさらにパワーアップ
⑤加熱してもOKなので摂りやすい
⑥飼育環境へのこだわり
⑦エサにもこだわりあり
⑧病気知らずの元気な親鶏
⑨〝食べるクスリ〟と考える

手軽にオメガ3がとれるようにという思いから開発したのが〝驚異のタマゴ〟です。通常のタマゴにもＤＨＡが含まれていますが、それだけでは、現代人に必要なオメガ3をカバーできません。そこで、エサにアマニ油を加えてαリノレン酸を増量。さらにアスタキサンチンを含むファフィア酵母も加えました。

タマゴそのものが栄養価の高い食べものであるうえ、ＥＰＡとアスタキサンチンという老化予防、病気予防に役立つ栄養素を加えているのですから、本当に最強の食べ物です。認知症をおそれることなく、毎日を若々しく、元気にすごすパワーの源となるでしょう。

質にこだわったタマゴなので生で食べてもおいしいですし、加熱しても栄養素が損なわれないのも魅力です。タマゴで認知症予防がこれからのスタンダードになるのも、そう遠くないように感じています。ここからは、〝驚異のタマゴ〟の何がすごいのか、老化や病気予防にどう役立つのかをわかりやすく紹介します。

〝驚異のタマゴ〟のこだわり

①クスリの成分にもなっているオメガ3

薬効の高さが認められ、
現在では薬として開発されています。

脂質異常症や閉塞性動脈硬化症の治療に用いられる、エパデールという薬があります。血液が固まる（血栓ができる）のを防いだり、血管が詰まりにくくしたりするほか、動脈の弾力性を保ち、血液中の脂肪分を低下させるといった作用があります。実は、エパデールの薬効成分はＥＰＡ（イコサペント酸エチル）なのです。高純度ＥＰＡ製剤とも呼ばれるくらいで、エパデールの薬効は、そのものズバリ、ＥＰＡ（オメガ３）の持っている作用と言っても過言ではありません。実際、エパデールはイワシのＥＰＡを加工して純度を高めたものです。

エパデールはＳ３００、Ｓ６００、Ｓ９００と三種類あるのですが、その違いはＥＰＡの含有量で、Ｓの次の数字がＥＰＡの含有量（mg）を表しています。閉塞性《へいそくせい》動脈硬化症《どうみゃくこうかしょう》の場合はＳ６００を一日三回、脂質異常症の場合はＳ９００を一日二回、またはＳ６００を一日三回、食後に服用します。

三〇〇～九〇〇mgのＥＰＡは薬でないととれないわけではありません。魚には一〇〇g中に一〇〇〇mg以上のEPAを含むものがありますし、牧草を食べて育った牛肉にもEPAが豊富に含まれています。食べ物でエパデールに匹敵するEPAをとることは、できないことではありません。

ただ、EPAを豊富に含む魚や牧草牛は、質がいいものほど値段が高くなります。もっと手頃な価格で手に入るものはないかと試行錯誤して、タマゴにいきつきました。実は、ふつうのタマゴにもオメガ3の一種であるαリノレン酸やDHAが含まれています。αリノレン酸やDHAは体内でEPAに変換するので、EPAと同じようなものと考えていいでしょう。

エサを工夫すれば、タマゴに含まれるオメガ3の量を増やせるのではないか……。そう考えて、栄養強化卵を開発することにしたのです。

エサに含まれるαリノレン酸やDHAの量を増やすと、鶏の体内で凝縮されてタマゴに含まれるオメガ3が増えます。この一連の流れ、何かに似ています。そうです。

工場でイワシ油の純度を高めてエパデールをつくるように、鶏の体内でオメガ3の純度を高めているのです。

純度を高めるといっても、鶏が自らの体内で行っていることですから、人工的な加工がされているわけではありません。ヒナのためによりたくさんの栄養が入ったタマゴをつくっているだけです。添加物も入っていませんし、人工的に精製しているわけでもないので安心です。質のよいオメガ3がふつうのタマゴより多く含まれるようになるわけです。

この目論《もくろ》みは成功し、オメガ3の含有量は順調に増え、最新のデータでは一〇〇g中に五〇〇mgとなっています（二〇一六年一〇月データ）。

エサの質や生育環境に配慮する必要はありますが、健康で元気な鶏が産んだタマゴは安心・安全です。食べ物で薬と同程度のオメガ3がとれるのであれば、こんないいことはありません。

〝驚異のタマゴ〟のこだわり

②〝驚異のタマゴ〟三個でクスリに匹敵

〝驚異のタマゴ〟を三個食べれば九〇〇mgのオメガ3が摂れる！

Ｌ玉のタマゴの重量は約60ｇです。三個食べたとして一八〇ｇ。〝驚異のタマゴ〟に含まれるオメガ3の量は五〇〇mg／一〇〇ｇですから、

五〇〇mg×一・八＝九〇〇mg

となります。エパデールでもっとも多くＥＰＡを含むＳ900と同量のオメガ3が、タマゴを三個食べることでクリアできるのですから、こんなすばらしいことはありません。ふつうのタマゴに含まれているオメガ3は、一〇〇ｇ中に一二〇mgですから、〝驚異のタマゴ〟の含有量が突出していることがわかります。

しかも、オメガ3の含有量は、開発を始めてから右肩上がりに増えています。おそらく、親鳥の体内にオメガ3が蓄積して血液中の濃度が高まり、それとともにタマゴに含まれる量も増えているのでしょう。

元気で健康な鶏が産んだ卵ですから、おいしさも折り紙付きです。体によくてさらにおいしい、理想的な健康食品です。

〝驚異のタマゴ〟のこだわり

③オメガ3とオメガ6のバランスが理想に近い

ふつうのタマゴに比べて、オメガ3が多くオメガ6が少なめです。

〝驚異のタマゴ〟がふつうのタマゴに比べてより優れているのが、ＥＰＡ：ＡＡの比率が理想に近い点です。エサを工夫することで、ＥＰＡが増え、ＡＡが減ったため、ＥＰＡ：ＡＡの比率は一：一・五五にまでなりました（二〇一六年一〇月データ）。ＥＰＡ／ＡＡ比にすると、〇・六四五と理想に近づいています。

突然死予防の目安となるＥＰＡ／ＡＡ比一・〇五にはまだ届いていません。ただ、これまでの調査ではオメガ３（ＥＰＡ）の含有量は徐々に増加し、オメガ６（ＡＡ）は減っています。うまくいけばもっと理想に近づく可能性があります。

ふつうのタマゴのＥＰＡ：ＡＡの比率は一：七・六五ですから、ＥＰＡ／ＡＡ比は〇・一三一です。この数字からみても、日本人の若い年代のＥＰＡ／ＡＡ比が〇・一というのもしょうがないことなのでしょう。ふだん食べているものに含まれるＡＡがそれだけ多いのです。意識してオメガ３を摂らないと、血液中のバランスはなかなか改善されないでしょう。

“驚異のタマゴ”とふつうのタマゴの栄養成分比較

栄養素	驚異のタマゴ	ふつうのタマゴ
エネルギー	138kcal	146kcal
タンパク質	12.5g	12.3g
脂質	9.8g	10.5g
炭水化物	0g	0.6g
食塩	0.325g	0.28g
オメガ 3 の合計	500mg	120mg
オメガ 6 の合計	775mg	918mg
EPA：AA	1：1.55	1：7.65

＊100g 中の含有量
＊驚異のタマゴは 2016 年 10 月に調査したデータ。ふつうのタマゴは日本食品標準成分表 2015 年版（文部科学省）より

驚異タマゴとふつうのタマゴを比べると

αリノレン酸
約 11 倍

DHA
約 2 倍

オメガ 3 合計
約 4 倍

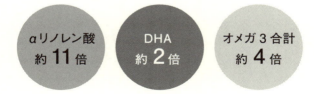

EPA/AA 比の計算方法

驚異のタマゴ

$$\frac{EPA}{AA} = \frac{1}{1.55} = \mathbf{0.645}$$

ふつうのタマゴ

$$\frac{EPA}{AA} = \frac{1}{7.65} = \mathbf{0.131}$$

お酒を飲むなら赤ワインで！

お酒をやめられない、夕食でのアルコールが何よりのストレス解消という人も多いでしょう。適度なアルコールは心や体をリラックスさせてくれますが、過度な飲酒はかえって病気のリスクになるので飲みすぎないようにすることが大原則です。

そして、どうせ飲むなら脳にいい赤ワインを飲みましょう。知っている人も多いかもしれませんが、赤ワインに含まれるレスベラトロールは抗酸化作用が非常に高く、血栓をできにくくしたり、血管をしなやかに若々しく保ったり、ガン予防に役だったりとすばらしい効果がたくさんあります。老化予防のためには１日２杯の赤ワインがおすすめです。くれぐれも飲みすぎないようにしましょう。

〝驚異のタマゴ〟のこだわり

④アスタキサンチンでさらにパワーアップ

オメガ3の抗炎症作用に
アスタキサンチンの抗酸化作用がプラス！

私たちは〝驚異のタマゴ〟の健康効果をさらに高めるため、もうひとつの工夫をプラスすることにしました。強力な抗酸化作用があることで知られる「アスタキサンチン」をエサに加えたのです。

加えたのは、新しく開発した「ファフィア酵母《こうぼ》」という成分です。「ファフィア酵母」は、自然界ではミズキやナラの樹液にピンク色のコロニーを形成しています。私たちが用いているのは、遺伝子組み換え技術を使わず、製造方法も工夫して、エサに混ぜやすいよう「ファフィア酵母」を粉末にしたものです。赤い色をしており、天然のアスタキサンチンを高濃度に含んでいます。

元々は、タマゴの黄身の色づけのために「ファフィア酵母」を開発していたのですが、強い抗酸化作用があるアスタキサンチンを含むことがわかり、健康成分として一躍注目を集めています。オメガ3の抗炎症作用に抗酸化作用が加わり、より健康効果が高まったと感じています。

⑤加熱してもＯＫなので摂りやすい

加熱調理しても失われにくく、消化・吸収されやすいところも魅力！

〝驚異のタマゴ〟の魅力は栄養面だけではありません。加熱調理ができるのもうれしいポイントです。一般的に、ＥＰＡは酸化しやすいので加熱調理はしないほうがいいと言われています。魚を焼くくらいでは酸化しませんが、焼くとせっかくのＥＰＡが調理課程で落ちてしまいます。刺身が効率よくＥＰＡをとる食べ方ですが、毎日刺身ばかり食べるのも飽きてしまうでしょう。

タマゴに含まれるＥＰＡは魚と同じで加熱調理するくらいでは酸化しません。加熱調理できると食べ方の幅が広がります。タマゴは調理方法によってさまざまなメニューに変身しますから、毎日食べても飽きることはないでしょう。調理するのがめんどうなら、ゆで卵や卵かけごはん、目玉焼きなどでシンプルに食べてもいいのです。調理が簡単でバリエーション豊富なのもうれしい点です。

酸化する心配がなく、バリエーション豊富な味わいを楽しめること、食べておいしいこと。これらも〝驚異のタマゴ〟の魅力です。

〝驚異のタマゴ〟のこだわり

⑥飼育環境へのこだわり

安心・安全なタマゴを生産するために、
親鶏を大切に育てています。

タマゴの質は、タマゴを産む親鶏の健康状態に左右されます。元気のない親鳥が生んだタマゴよりも、元気で活動的な親鳥が生んだタマゴのほうがいいに決まっています。

だからこそ〝驚異のタマゴ〟は親鶏の生育環境にとてもこだわっています。

長野県松本市にある養鶏場にお願いして、質のよいエサで育った元気いっぱいの親鶏が産んだタマゴなので、おいしさも質も間違いありません。

ストレスがたまらないように、ケージ飼いではなく平飼いにするなど、親鶏の生育環境はかなり配慮しています。大事に育てられた鶏が産んだ卵ですから、オメガ3やアスタキサンチンのことがなくても、体にいいに決まっています。

平飼いとは、広い空間で鶏を放し飼いにしている状態です。狭いところに押し込められて育つ「ケージ飼育」に比べ、自然近い環境なので鶏にストレスがたまりません。生育環境がよいので、自然とおいしいタマゴになります。

〝驚異のタマゴ〟のこだわり

⑦エサにもこだわりあり

自社の工場で飼料を配合し、
質のよいものを食べさせています！

エサの質にも、もちろんこだわっています。

実は、養鶏場のエサは安価な配合飼料を用いているところがほとんどです。安価な配合飼料の原料の半分以上は、遺伝子組み替えのトウモロコシ。日本では遺伝子組み替え食物は流通していないとされていますが、実際は家畜を通して私たちの体内に入っています。遺伝子組み替え食物のリスクは日本にもあります。

提携している養鶏場では、自家製の飼料をつくるための工場を備え、遺伝子組み換え作物は使っていません。飼料の二〇～二五％に飼料米を加えて旨みを増すなど、安心・安全でおいしいタマゴを生産するために工夫をこらしています。

その努力が評価され、農林水産省が主催する農林水産祭りの畜産部門で、一昨年は農林水産大臣賞、二〇一六年には内閣総理大臣賞を受賞しています。株式会社味香り戦略研究所での調査では、一般的なタマゴに比べて味が濃く、うま味が強いというお墨付きももらったほどです。

〝驚異のタマゴ〟のこだわり

⑧病気知らずの元気な親鶏

元気そのものの親鳥だから、
安心・安全なタマゴになります！

いま日本で流通しているタマゴの大半を占めるのは、抗生物質・遺伝子組み替え食物入りのエサを食べさせられた、運動不足で不健康な鶏のタマゴです。タマゴの質はそれを産んだ親鶏の状態で変わります。不健康な鶏が産んだタマゴは、やはりおすすめできません。偏った食生活を送り、運動しない生活を続けている人は生活習慣病を招きやすいように、狭いところに押し込められて運動不足なうえに、質の悪いエサを食べた親鶏が元気なわけがありません。ましてや、そんな状態の親鶏が産んだタマゴも推して知るべしではないでしょうか……。

人間の健康にいい食べものは、親鶏にとってもいいに決まっています。アマニ油を食べた親鶏は血液中のＥＰＡ濃度が高まります。きっとふつうのエサを食べている鶏に比べて、心身ともに若々しく、脳も活性化しているに違いありません。

飼育環境にこだわった結果、親鶏そのものが元気になりました。病気知らずの親鶏がおいしいタマゴを産んでいるのですから、理想的なサイクルです。

〝驚異のタマゴ〟のこだわり

⑨〝食べるクスリ〟と考える

サプリメント、クスリと考えれば
タマゴへの認識も変わります！

〝驚異のタマゴ〟は、二〇個入り二八〇〇円、三〇個入り三八〇〇円（送料込み）です。送料を別にすると一個一〇〇円程度になります。

通常のタマゴは、一〇個入りで二〇〇円程度、セールのときには一〇〇円のものもあるようですから、一個一〇～二〇円程度のものがほとんどです。

一個一〇〇円は五～一〇倍なので、ふつうのタマゴに比べると高く感じるかもしれません。でも、よく考えてみてください。

安いタマゴにはそれなりの理由があります。販売価格を抑えるためには、鶏の育成コストを低下しなければなりません。そこにはさまざまなひずみが生じ、不健康な親鶏が産んだタマゴが量産されています。

平飼いの場合、ケージ飼育に比べて飼える鶏の数は少なくなります。同じ面積の養鶏場で比較して、飼える鶏の量が少ないということは、生産するタマゴの数が少なくなります。そうなると、一個の価格を上げる必要があります。

また、エサにこだわるとコストが高くなります。鶏のエサに混ぜているＤＨＡやアマニ油は高価なものですし、質にこだわるとエサ代もそれなりになります。

こう考えると、一個一〇〇円というのは、けっして高くありません。鶏に負担のない環境を整え、質のいいエサを与えれば、これくらいの価格になってしまうのです。むしろ、いま主流となっている一個一〇～二〇円のタマゴが安すぎるのです。質のいいタマゴを生産するためには、それなりの手間とコストがかかることがもっと認知されることを願ってやみません。

それでも、一個一〇〇円は高すぎると思われるようでしたら、〝驚異のタマゴ〟を〝食べる薬〟だと思ってみてください。健康のために薬やサプリメントを摂るように、薬やサプリメント並みの栄養価を誇る、質のよい、安心・安全なタマゴを摂ることを提案したいのです。おいしくて安心なタマゴを食べて、さらに将来の病気を予防できるのであれば、一個一〇〇円はむしろ安いコストではないでしょうか。

第六章

タマゴについての素朴な疑問Q＆A

知っているようで知らないタマゴの常識

Q　タマゴをチェックするポイントは？

A　飼育環境「自分の口に入るものについて知る」ことが大切です。

やはり、大切なのはトレーサビリティ（追跡できること）です。自分の口に入るものが、どこで、どのように育てられたのかを知ることができれば、かなり賢く食べることができるでしょう。現実には、そうした情報にはさまざまな思惑によってフィルターがかかっていて、消費者が知ることは難しいのが実情ですが……。

日本人のほとんどは自分が食べているタマゴを産む鶏がどういう状況で飼育されていて、どれくらいの抗生物質や成長剤を投与され、どんなエサを食べているかを知りません。でも、病気にならない、アンチエイジングのために体にいい食べ物を選ぶためには、これらを知ることがとても大事なのです。

私たちを元気にしてくれるのは〝自然な食べ物〟です。しかし、それは現在、どんどん少なくなっていっています。大正時代、昭和初期にはちゃんとした食べ物が手に入っていたのですから、いったんそこに立ち戻る必要があります。やればできると私は信じています。

Q　タマゴの賞味期限や保存方法は？

A　生で食べられる期間（賞味期限）は保存方法によって変わります。

食品には「消費期限（品質の劣化が早く、長く保存できない食品）」と「賞味期限（品質の劣化が比較的遅く、ある程度の期間は保存できる食品）」があります。タマゴの場合は「安心して生で食べられる期限」として「賞味期限」が表示されています。

基本的には産卵日をベースにして、夏期（七〜九月）は一六日以内、春秋期（四〜六月・一〇〜一一月）は二五日以内、冬季（一二〜三月）は五七日以内とされています。ただ、実際には年間を通じて、パック詰めした日から二週間程度を賞味期限としている所が多いようです。

タマゴの賞味期限は温度で変わります。冷蔵庫で保存するのであれば、冬期と同じような条件になるので、一か月以上もつということになります。常温で保存してもかまいませんが、その場合、菌が繁殖しやすくなり、賞味期限が短くなってしまいます。冷凍保存にはあまり向きません。殻つきのまま冷凍すると破裂しやすいですし、割った状態での冷凍は菌が増殖するリスクがあるからです。

Q　ブロイラーとは
どんな鶏ですか？

A　成長が速いつくられた鶏。
できれば地鶏のタマゴのほうが
理想的です。

ブロイラーとは鶏の品種で短期間で成長するよう品種改良されています。食肉用や採卵用に大量飼育されており、日本でもっとも多く流通している品種です。

成長を速くするための改良が進められ、地鶏と呼ばれる鶏に比べると、驚異的なスピードで成長します。地鶏が成鶏になるまで四～五か月かかるのに対し、ブロイラーは四〇～五〇日で成鶏になりますから、そのスピードはかなり違います。

食品業界の闇を暴く『ファーマゲドン』（日経BP社）の著者であるフィリップ・リンベリーは、「ブロイラーは余りにも速く成長するため、骨や心臓、肺の成長がそのペースに追いついていけない。ヨーロッパの生後六週間未満のブロイラーは、その約四分の一が速すぎる成長のためにマヒに苦しみ、一〇〇羽に一羽は心臓疾患で死亡してしまう」と言っています。それくらい「自然ではない成長」を強要されているのでしょう。

できるだけ、地鶏のタマゴを選んだほうが安心だと私は思います。

Q　タマゴを一日一個以上食べてもいいの？

A　一日一個はまったく問題ありません。むしろ一個以上食べましょう！

一日一個ならまったく問題ありません。質のよいタンパク質や不足しがちな栄養素が摂れるので、むしろ一日一個は食べたほうが健康維持に役立ちます。

50～57ページでも述べていますが、血液中のコレステロール値と食事で摂取するコレステロールの量とはあまり関係ありません。以前は、コレステロールに反応しやすい遺伝子を持っている人はタマゴを控えたほうがいいという見解でしたが、最新の研究でその遺伝子を持っていてもタマゴの摂取と病気のリスクに明らかな関連がみられなかったという報告があり、むしろ一日一個は食べたほうがいいという意見が主流となっています。

では何個食べればいいかというと、それは個人差があるのでなんとも言えないのが現状です。たくさん食べてもタマゴアレルギーを発症しない、病気のリスクが高くならないといったエビデンスがないからです。

ただ、私自身は一日に二～三個食べてもかまわないと思っています。

Q　生のタマゴには菌がついているのと聞いたのですが？

A　通常は洗浄・殺菌しているので、それほど神経質になる必要はありません。

生でタマゴを食べる食習慣は、欧米にはほとんどありません。それは、サルモネラ菌による食中毒のリスクがタマゴにあるからです。サルモネラ菌は一〇度以上、特に二〇度以上で増殖しやすく、三七度くらいでもっとも増殖します。十分に加熱すると死滅するので、加熱調理した場合は心配ありません。

では、生タマゴは大丈夫だろうかと不安になるかもしれませんが、日本では採卵したタマゴを洗浄・殺菌しているので、それほど神経質になる必要はありません。タマゴの内部に微量のサルモネラ菌が混じっていることも考えられますが、卵黄と卵白を混ぜ合わさない限り、増殖することはありません。

そもそも、タマゴの賞味期限はもしも内部にサルモネラ菌が存在したとしても「生で食べて」問題が生じない期限が表示されています。

卵黄と卵白を混ぜ合わせるとサルモネラ菌が増殖し始めます。タマゴを割って混ぜ合わせたら、すぐに食べるようにしてください。

Q　卵酒って
ほんとに効くのですか？

A　体がポカポカと温まり、滋養
強壮になるのでおすすめです。

よく、「カゼのときには卵酒がいい」と言われます。江戸時代初期にはもう飲まれていたそうで、江戸っ子にもなじみの「食べるクスリ」だったようです。

カゼは薬を飲んでも治りません。カゼの原因であるウイルスを退治してくれるのは、あなたの体に備わった免疫力です。タマゴには免疫力を高めるリゾチームが含まれているので、カゼの治癒に一役買うでしょう。日本酒は体が必要とするアミノ酸（タンパク質）や、ビタミン、ミネラルを含んでいます。栄養満点の卵酒は、滋養強壮にぴったりの逸品です。食欲が低下しがちなカゼのときでも、液体なら無理なく飲めるのも病人にはありがたいものです。

それ以外にも、熱燗にして飲むので体が温まるという利点もあります。東洋医学では「冷えは万病の元」と言われるくらい、よくないことです。燗にした卵酒を飲むと体がポカポカと温まり、免疫力アップに役立つでしょう。

いろいろな面からカゼ対策に役立つのは間違いありません。

リスクたっぷりの加工食品には要注意

私は「加工食品はできるだけ摂らないほうがいい」という考え方です。食品を長期間保存するため、加工食品には食品添加物が入っていますが、そのなかには私たちの健康を害するものもあるからです。

その代表格が添加糖です。スナック菓子、菓子パン、焼き菓子、ジュースなど甘いお菓子にはほとんどすべてと言っていいくらい添加糖が含まれています。菓子以外にも、ベーコンやハム、かまぼこなど思わぬ品にも潜んでいます。

甘くない加工食品なら大丈夫かと言うとそうでもありません。最近、もっとも危険と言われるトランス脂肪酸の使用量は減っているのですが、その代替油として幅広く使われ始めたのがパーム油です。

2012 年に日本が輸入したパーム油、約 50 万トンのうち、9 割近くが食用に利用されています。1人当たりに換算すると、年間 4kg のパーム油を消費していることに！パーム油は見た目がココナッツオイルに似ていますが、その内容はまったく別物。健康長寿に役立つどころか健康を害するという報告もあるのです。少なくとも、ココナッツオイルやオリーブ油と比較すると健康的な油とは言えません。

このように加工食品にはさまざまなリスクが潜んでいます。できるだけ摂らないほうが安心です。

付録

江戸時代の知恵袋〝卵百珍〟

現代にも通じるタマゴレシピ

せっかちな江戸っ子が好んだのは、手早く食べられるメニュー。そばや寿司、天ぷらが江戸のファストフードとして人気だったそうです。そして、タマゴも人気でした。ごはんにタマゴをかけるだけのタマゴかけごはんや、そのまま食べられるゆでタマゴは立派なファストフードですから人気があったのも納得です。

食にどん欲な江戸っ子は、そのまま食べる以外にもタマゴをいろいろ工夫して食べていたようです。それは、江戸時代の料理本『万宝料理秘密箱』に「卵の部」が設けられ〝卵百珍〟という一〇〇品を超えるレシピが紹介されていることからもわかります。〝卵百珍〟のなかには、現代でも十分通用するメニューもあり、実は、日本では最大のレシピのサイト、クックパッドでレシピが公開されています。さらに、国立情報学研究所と国文学研究資料館が現代文に翻訳しています。

ここでは、〝卵百珍〟のなかから、代表的なメニューをいくつかピックアップして紹介します。江戸の味覚にチャレンジしてみてはいかがでしょうか?

卵ふわふわ

江戸時代後期の料理本によく登場。
江戸っ子も好んだタマゴメニュー！
スフレのようなイメージ。

【作り方】

卵をよく溶いてだしでのばし、塩加減をしてから炭火（中火）で煮たてる。塩は二度入れしてはいけないので、最初に加減すること。だしといっしょに酒を加えてもよい。しょうゆを加えると重くなるので、味つけは塩がよい。卵一合に対しだし二合入れるとかたくできあがる。やわらかく仕上げたい場合は三倍入れてもよい。

＊ココットのような厚手で陶製の蓋つき鍋を用いて中火で加熱すると 10 分くらいで卵がふわふわふくれて凝固する。だしが多いほどやわらかく仕上がる。

利休卵

江戸の人気メニューのひとつ。

【作り方】

白ごま一合（180cc）をよくする。古酒を五勺（90cc）ほど入れてさらにすり、そこに卵10個を割り入れて、よく溶き混ぜる。鉢か箱に入れて蒸す。

＊半量で作ってもOK。中火で10分ほど蒸す。蒸し上がったらスプーンなどですくい、吸い物に入れたり、くずあんをかけていただく。ごまの代わりにくるみを用いた「くるみ卵」というレシピもある。古酒は熟成した酒のこと。

麦飯卵

大麦は食物繊維たっぷり。
江戸っ子はヘルシー志向もあった!?

【作り方】

大麦約五合をたっぷりの湯で煮てふやかし、水で洗う。米二合を加えてめしを炊く。炊きあがったら水で洗い、しずくをきる。鍋の釜底に水で洗った菓子昆布（昆布を蒸して甘酢に漬け、乾燥させたもの）、めし、卵25個ほどを割ってよく混ぜて加え、古酒を小さい盃に一杯半入れ、炭火で炊く。

＊大量に作るうえ、たまごがたっぷり入った豪快なメニュー。当時は押し麦ではなく丸麦だったので、下ゆでが必要だった。丸麦は食物繊維が豊富に含まれているので、食後の血糖値が上がりにくいヘルシー食材。

あわ雪卵

泡立てた卵白を好みの形に！

【作り方】

卵の白身を半紙に入れ、しぼりながらこして深い鉢に入れる。細い竹串6～7本でせわしくかきたてる。泡だったら薄い板に厚さ三分（6mm）ほどに乗せて、蒸し器で固まるまで蒸す。細く切って、水の中で結び、吸い物などに入れる。

＊ボウルで卵白を泡立てて蒸したのでOK。泡だてすぎないのがポイント。

金糸卵

金箔を用いた贅沢な品。飾りに用いていた。

【作り方】

卵の白身を半紙でこし、金箔のふり粉を少し入れ、竹串で静かにかき混ぜる。鍋に湯を沸かし、水仙鍋（くずきりを作る湯煎用の鍋）の底にくるみ油を敷き、湯煎にする。

＊料理の飾りに用いた。

寄せ卵

いわゆる卵豆腐。

温かいうちに食べてもおいしい。

【作り方】

卵を割り、だしでよく溶く。卵の分量が一合（180cc）ならだしは一合五勺（270cc）。鉢か箱に入れて蒸す。蒸し加減は、表面に汁気がなくなれば中までよく蒸されている。

＊卵一合は３～４個。塩や薄口しょうゆ、みりんで味つけをしてから蒸す。当時は薪を使っていたので、火加減は難しかっただろう。中火で15分ほど蒸すと表面がかたまって、だしが浮いてくる。

湯卵

あひると鶏の卵を混ぜた、

贅沢な卵料理。

【作り方】

あひるの卵３個ほどと新鮮な鶏卵10個ほどを割り、よく溶いて混ぜる。鍋に油を煮たたせておく。小鉢一杯半の上等のくず粉を水で溶いて卵の中に入れ、古酒を少し加える。これをさじですくいながら鍋に入れ、浮き上がってきたらわさびしょうゆで食べる。

＊再現する場合は卵３個にくず粉60～70g、熟成した酒大さじ２～３杯くらいが目安。水は加えない。

煮貫き卵

現代のかたゆで卵。

当時は行商人が売って歩いていた。

【作り方】

「卵百珍」には、ゆでた卵を赤い汁に漬けた「紅煮貫き卵」、ゆで卵の表面に卵の黄身を塗って火であぶった「山吹卵」、新鮮な卵の頭に針で3cmほどの孔を空け、ぬかみそに3日ほど漬けてからゆで卵にする「黄身返し卵(黄身が外側で白身が中央に入れ替わる)」、ゆで卵を熱いうちに紙と布巾に包み、きつくねじりながら押しつけて形を整える「茶巾卵」など、複数の煮貫き卵をアレンジしたレシピが紹介されている。

＊卵百珍を再現した『万宝料理秘密箱』(奥村彪生著／ニュートンプレス)では京都女子大学の協力で「黄身返し卵」を再現している。産まれてから3～4日の受精卵を用意することがポイントになるとのこと。

鳥の煮込み卵

鶏肉を使ったボリュームおかず。
江戸時代は野鳥を使っていた！

【作り方】

小鴨、鴫、鳩などを袋抜き（姿を壊すことなく骨を抜くこと）にし、毛をむしり、よく水で洗って、中骨を抜く。骨が抜きにくい場合は、おなかを縦に切り開いて骨を取り出す。殻をむいたゆで卵を、鳥肉の中に入れる。小麦粉と寒ざらし粉（白玉粉）を同量ずつ混ぜ合わせ、鳥肉にふりかける。卵の白身を塗って、鳥肉を巻き締め、両端あるいは合わせ目を麻糸で縫い、薄い布で巻く。この状態で蒸して、さめたら糸をほどいて小口切りにする。

＊野手溢れる逸品。自給自足の生活をしていたことがよくわかる。獲物を獲り、解体して、調理して食す。ある意味、本来の食の原点。

著者紹介　白澤卓二（しらさわ・たくじ）

医学博士。白澤抗加齢研究所所長、お茶の水健康長寿クリニック院長。1958年神奈川県生まれ。1982年千葉大学医学部卒業後、東京都老人総合研究所病理部門研究員、老化ゲノムバイオマーカー研究チームリーダーを経て、2007年より2015年まで順天堂大学大学院医学研究科・加齢制御医学講座教授。寿命制御遺伝子やアルツハイマー型認知症などの研究を専門とする健康長寿研究のオーソリティ。テレビの健康番組や雑誌、書籍などのメディアで、わかりやすい医学解説でおなじみ。著書･監修に『100歳までボケない101の方法』『免疫力をアップする、塩麹のおかず』『100歳までボケない手指遊び』『100歳までサビない生き方』『「砂糖」をやめれば10歳若返る！』『ココナッツオイルでボケずに健康！』ほか200冊を超える。

Dr.白澤《しらさわ》の驚異《きょうい》の若返《わかがえ》りタマゴ

2017年4月27日　第1刷発行

著　者　白澤《しらさわ》　卓二《たくじ》
発行者　尾嶋　四朗
発行所　株式会社 青萠堂

〒162-0808　新宿区天神町13番地
Tel　03-3260-3016
Fax　03-3260-3295
印刷／製本 中央精版印刷株式会社

ISBN978-4-908273-09-4 C0047